山东省职业教育规划教材
供中职护理、助产及其他医学相关专业使用

护理心理学基础

主　编　郑培月　王曼青
副主编　张志香　刘　甲　李　森
编　者　（按姓氏汉语拼音排序）
李　森（山东省烟台护士学校）
刘　甲（山东省济宁卫生学校）
刘翠莲（山东省日照市卫生学校）
王　宁（山东省烟台护士学校）
王曼青（山东省济南市技师学院）
张志香（山东省临沂科技普通中等专业学校）
郑培月（山东省日照市卫生学校）

科学出版社
北　京

内 容 简 介

本教材为山东省职业教育规划教材之一。全书共分 11 章，主要介绍绪论、心理过程、个性、心理卫生、心理防御与心理应激、护患关系与心理沟通、心理评估、心理护理与技术、临床患者的心理护理、心理障碍及护理、护士的心理素质及其培养等内容，教材末附有实验指导及教学基本要求。本教材内容丰富、结构合理、逻辑严密、构思新颖、图文并茂，是一本具有实用价值的教科书。

本教材可供中职护理、助产及其他医学相关专业使用。

图书在版编目（CIP）数据

护理心理学基础 / 郑培月，王曼青主编. —北京：科学出版社，2019.1
山东省职业教育规划教材
ISBN 978-7-03-059502-7

Ⅰ. 护… Ⅱ. ①郑… ②王… Ⅲ. 护理学-医学心理学-中等专业学校-教材 Ⅳ. R471

中国版本图书馆 CIP 数据核字（2018）第 260789 号

责任编辑：张立丽 孙岩岩 / 责任校对：张凤琴
责任印制：李 彤 / 封面设计：图阅盛世

科 学 出 版 社 出版
北京东黄城根北街 16 号
邮政编码：100717
http://www.sciencep.com
涿州市般润文化传播有限公司 印刷
科学出版社发行 各地新华书店经销
*
2019 年 1 月第 一 版 开本：787×1092 1/16
2023 年 2 月第三次印刷 印张：9 3/4
字数：220 000

定价：35.00 元

山东省职业教育规划教材质量审定委员会

Preface 前言

本次教材编写是由山东省教育厅规划、审定，由科学出版社承担组织、出版工作的省版规划教材建设项目。本教材按照《关于山东省中职和五年制高职教材开发的说明》要求，依据《山东省中等职业学校护理专业教学指导方案（试行）》，紧扣《护理心理学基础课程标准》编写。

本教材在内容上力争精雕细琢，努力提升教材的思想性、科学性、时代性；在教材开发过程中，我们深入研究并细化课程标准，对课程标准所要求的知识点、能力点进行科学合理地分解和重构，确保教材内容有效落实课程标准要求；本教材认真落实立德树人的根本任务，将职业道德、职业文化融入教材，使学生在完成教材学习和进行职业活动过程中，形成良好的职业道德和职业能力，树立职业精神；为体现以学生为主体的教学模式，在教材的整体设计、内容编排逻辑和学习章节划分上，力争符合学生成长规律，让教学活动设计符合学生能力水平和教学需要，激发学生学习兴趣。本教材以图文并茂的形式呈现，注重引用鲜活的案例，增加有趣活泼的知识链接，让教学内容的表现形式更加直观、形象、多元。

本教材围绕教学目标，在章节中穿插了以下内容：章节前设计了案例，通过理论联系实际，对案例进行分析，激发学生的学习兴趣，提高学生解决问题的能力。章节中设计了知识链接，以丰富学生知识，拓宽学生视野。章节末设计了小结和自测题。小结对章节要点、精髓进行了高度概括，起到画龙点睛的作用；自测题可检测学生是否达到教学目标，引导学生做好课后复习。

本教材共安排了 11 章内容。第 1 章由刘翠莲编写，第 2 章、第 7 章由刘甲编写，第 3 章、第 6 章由李淼编写，第 4 章由王宁编写，第 5 章、第 9 章由张志香编写，第 8 章、第 11 章由王曼青编写，第 10 章由郑培月编写。需要说明的是，由于本套教材未编写“精神病及护理”这门课程，考虑到全国护士执业资格考试内容覆盖范围，我们特别增加了第 10 章“心理障碍及护理”。

本教材在编写过程中得到了科学出版社的全力支持，还得到了上述老师所在学校的大力支持和帮助，在此，表示衷心的感谢！在编写过程中，还参考了大量的相关文献资料，限于篇幅，不一一列举，诚表谢意！

在编写过程中，由于时间仓促，加之编者水平有限，书中不当之处在所难免，恳请各位专家、同行批评指正，也请使用本书的读者朋友提出宝贵意见。

编　者

2018 年 7 月

Contents 目录

第1章 绪论 /1

第1节 心理学概述 /1

第2节 护理心理学概述 /4

第3节 医学模式转变与护理心理学 /5

第4节 学习护理心理学的意义 /6

第2章 心理过程 /9

第1节 认知过程 /9

第2节 情绪情感过程 /16

第3节 意志过程 /19

第3章 个性 /22

第1节 概述 /22

第2节 个性心理特征 /23

第3节 个性倾向性 /28

第4节 自我意识 /30

第4章 心理卫生 /34

第1节 心理卫生概述 /34

第2节 不同年龄段心理发展的特征及其心理卫生 /35

第3节 社区心理卫生 /39

第5章 心理防御与心理应激 /42

第1节 挫折与心理防御机制 /42

第2节 心理应激 /44

第3节 心身疾病 /49

第6章 护患关系与心理沟通 /53

第1节 护患关系 /53

第2节 心理沟通 /55

第7章 心理评估 /59

第1节 心理评估概述 /59

第2节 心理测验 /61

第8章 心理护理与技术 /67

第1节 心理护理概述 /67

第2节 心理护理技术 /70

第9章 临床患者的心理护理 /79

第1节 临床常见问题的心理护理 /79

第2节 临床各类患者的心理护理 /81

第3节 临床各年龄段患者的心理护理 /87

第10章 心理障碍及护理 /91

第1节 异常心理概述 /91

第2节 心理障碍概述 /92

第3节 神经症及癔症患者的护理 /98

第 4 节 睡眠障碍患者的护理 / 103
第 5 节 阿尔茨海默病患者的护理 / 106
第 6 节 精神分裂症患者的护理 / 110

第 11 章 护士的心理素质及其培养 / 119
第 1 节 护士应具备的心理素质 / 119
第 2 节 护士心理素质的培养 / 121
第 3 节 护理人员心理调适 / 122

实验指导 / 126
实验 1 记忆广度实验 / 126
实验 2 气质调查实验 / 127
实验 3 90 项症状自评量表（SCL-90）调查实验 / 127
实验 4 焦虑自评量表（SAS）调查实验 / 129
实验 5 抑郁自评量表（SDS）调查实验 / 129
实验 6 A 型行为问卷调查实验 / 130
实验 7 渐进性肌肉放松训练 / 131
实验 8 心理护理角色扮演实验 / 132

参考文献 / 134
附录 常用量表及问卷 / 135
教学基本要求 / 144
自测题选择题参考答案 / 147

第1章 绪 论

心理现象是自然界中最复杂的现象之一，人类的幸福和社会的进步都离不开心理学，心理因素与个体的健康和疾病密切相关。因此，护理心理学是在心理学应用研究向各个领域渗透以及现代护理学迅速发展的基础上产生和发展起来的。随着心理学的飞速发展和护理模式的不断完善，护理心理学必将对现代护理学的理论与实践、发展与变革产生深远的影响。那么，心理学是一门怎样的学科？护理心理学研究的对象及任务是什么？学习护理心理学对我们今后的工作和生活有什么实际意义呢？

第1节 心理学概述

案例1-1

某同学，女，16岁，因中考发挥失常，来到中职学校学习。可来到学校后，她发现这里和初中不一样，没有浓厚的学习氛围，但对卫生、礼仪、考勤的要求却很严格。她失去了学习目标，没有了学习动力。她感到难以适应新的学校生活。她情绪低落、失眠，觉得心好累。

问题： 1. 请找出该同学存在的心理问题。

2. 请运用心理学知识帮助该同学解决存在的心理问题。

一、心理学的概念

心理学是研究人的心理现象及其规律的一门科学。心理现象是人的内部世界的精神生活，虽然无法直接进行观察，但是通过对其行为的观察和分析，却可以进行客观的研究。

心理学是一门古老而年轻的科学。说它古老，是因为几千年来，中外历代的许多哲学家和思想家都曾探索心理现象，但由于当时科学技术水平低下，在漫长的岁月里，心理学并未成为真正的科学。从公元前4世纪古希腊亚里士多德的《论灵魂》开始，心理学一直从属于哲学。说它年轻，是因为1879年冯特在德国莱比锡大学创立第一个心理实验室之后，心理学才成为一门独立的学科，它只有一百多年的历史。一百多年来，心理学研究已有了很大的发展。人们认识到，心理活动是通过人脑的活动实现的，人脑的功能在于它可接受外界现实的多种信息，如声音的或光线的，言语的或形象的，抽象的或具体的，等等。各类信息以不同的方式或多种过程在脑内进行整合，并以人的言语、动作和活动等行为方式反映出来。

心理不仅人有，动物也有。众所周知，蜘蛛能感觉蛛网的颤动而爬向昆虫落网的地方；犬凭嗅觉、视觉或听觉能分辨主人和陌生人；黑猩猩能用木棍获取笼子外面的食物等，这些都是动物的心理现象，但心理发展的高级形式——意识仅为人所特有。心理学主要研究人的心理，研究动物心理是为了更好地揭示人类的心理特性和动物生存进化的一般规律。

知识链接 **科学心理学的诞生**

由于历史的局限性和科学技术水平低下，在漫长的岁月里，心理学并未成为真正的科学，而是从属于哲学。直至19世纪后半叶，在自然科学和实验技术迅速发展的影响下，借助物理学、数学、生物学和生理学的发展成就，心理学才摆脱哲学的束缚独立出来，成为一门科学。威廉•冯特（1832～1920年）于1879年在莱比锡大学建立世界上第一个心理实验室，是科学心理学的创始人，被称作科学心理学之父。

冯特是著名的心理学家、哲学家、构造主义心理学的代表人物，他的《生理心理学原理》是近代心理学史上第一部重要的著作，堪称学术史上的心理学“独立宣言”。

二、心 理 现 象

心理现象是心理活动的表现形式。它是一个复杂的、相互影响的、完整的统一体，为了研究方便，我们将其分为心理过程和个性心理（图 1-1）。

- 心理现象
  - 心理过程
    - 认识过程：感觉、知觉、记忆、思维、想象
    - 情绪情感过程：喜悦、愤怒、悲哀、恐惧等
    - 意志过程
  - 个性心理
    - 个性倾向性：需要、动机、兴趣、理想、信念等
    - 个性心理特征：气质、性格、能力
    - 自我意识：自我认知、自我体验、自我调控

图 1-1　心理现象结构

（一）心理过程

心理过程是指人的心理活动发生发展和变化的过程，包括人的认识过程、情绪情感过程、意志过程，简称“知、情、意”。

1．认识过程　又称认知过程，是个体在认识、反映客观事物时所产生的心理活动，这些心理活动包括感觉、知觉、记忆、思维、想象。当客观事物作用于人的感官时，人们看到了颜色、听到了声音、嗅到了气味等事物的个别属性，这称为感觉；通过对当前客观事物个别属性进行整合，产生了对事物整体属性的认识是知觉；在护理评估中，护士收集了患者的相关资料并把它记在头脑中，这是记忆；对收集的资料进行分析、综合并概括出“护理目标”的过程称为思维；当下班后，头脑中还在思考着明天与患者沟通情景的过程是想象。

2．情绪情感过程　是指个体认识客观事物时的态度体验。具体表现：满意、愉快、喜欢、热爱、讨厌、气愤、悲伤等。例如，患者得知身患癌症而感到悲伤是情绪；医生将一位危重患者抢救成功受到领导表扬及患者家属称赞时他感受到作为一名医生的光荣，由此他更热爱救死扶伤的临床医疗工作，这是情感。

3．意志过程　人在认识客观事物时，有意识地提出目标、制订计划、克服困难以达到预期目的的内在心理活动过程即为意志过程。当医护人员不断地探索，克服一个又一个的困难，实现为患者解除病痛的目的，就是意志过程。

认识过程、情绪情感过程和意志过程三者相互联系、彼此制约，维持着心理活动的统一和完整。

（二）个性心理

个性心理是指在心理过程中表现出来的具有一定倾向性、稳定的心理特征的总和。个性心理结构主要包括个性倾向性、个性心理特征及自我意识三部分。

1．个性倾向性　是指一个人所具有的意识倾向，即人对客观事物的选择，它是人从事活动的基本动力，决定着人的行为方向。个性倾向性包括需要、动机、兴趣、理想、信念等。

2．个性心理特征　是一个人身上经常表现出来的、本质的、稳定的心理特点，它包括气质、性格和能力。

3．自我意识　是人类意识发展的最高阶段，动物没有自我意识，不能把自己与外部世界区分开来。自我意识由自我认知、自我体验和自我调控三部分组成。

三、心理的实质

心理是脑的功能，是对客观现实的主观能动反映。任何心理活动都产生于脑，所有心理活动的内容都来源于外界环境，是外界事物在脑中的主观能动的反映。

（一）心理是脑的功能，脑是心理的物质基础

1. 神经系统的出现与心理的发生

（1）感觉阶段：无脊椎动物，如腔肠动物、环节动物和节肢动物，它们心理发展水平很低，属于感觉阶段。

（2）知觉阶段：从无脊椎动物到脊椎动物，其生活环境更加复杂化，神经系统日益完善，形成了脊髓和脑，于是产生了比感觉复杂的心理活动——知觉。

（3）思维的萌芽阶段：哺乳类动物的神经系统发展趋于完善，大脑皮质出现沟回，脑的不同部位执行着不同的功能。灵长类动物，它们的心理发展达到了动物的最高水平，不仅有感知觉和情绪反应，还能解决一些较为复杂的问题，进入思维的萌芽阶段。

由此可见，动物心理的发生与神经系统的出现密切相关，随着神经系统的不断完善，心理活动由简单到复杂，由低级向高级不断发展。

2. 脑的发育成熟与个体心理的发展　个体心理的发生、发展与脑的发育完善密切相关，儿童在出生时脑重平均为 390g，出生后 9 个月时脑重达 660g，3 岁的儿童脑重达 1000g，7 岁的儿童脑重达 1280g，12 岁的儿童脑重已接近成人水平，约为 1400g。随着脑的发育成熟，儿童的心理水平也随之提高，从感觉阶段发展到表象阶段，从形象思维阶段发展到抽象思维阶段。

3. 左右大脑半球的不对称性研究也证明脑是心理活动产生的基础　左脑半球在语言及与语言有关的概念、抽象、逻辑、分析能力等方面占优势。当左脑半球功能暂时被抑制时，会出现情绪低落、沉默无语、自卑自罪等情绪反应。而右脑半球在空间感、方向感、音乐、绘画及复杂图形的识别等方面占优势。当右脑半球暂时被抑制时，出现情绪高涨、欣快、语言增多等情绪反应。由此可见，心理是脑的机能，人脑为心理的产生和发展提供了物质基础。

（二）心理是人脑对客观现实的主观能动反映

人的心理现象并不是人脑所固有的，心理是脑的功能，说明产生心理现象的器官是脑，但这并不意味着有了脑就有了心理现象，人脑只是产生心理现象的自然前提，它提供了心理产生的物质基础。心理活动来源于外界环境的刺激，是对客观现实的主观能动反映。

1. 客观现实是心理活动的源泉　如果我们将大脑比作一个加工厂，客观现实比作原材料，心理比作产品，可以想象，如果没有原材料，加工厂无法生产出任何产品。例如，当你将危重患者抢救成功时你会很高兴，这里的“患者”是客观现实，“高兴”是心理活动。显而易见，没有客观现实的刺激，大脑不能产生任何心理现象，客观现实是人心理活动的源泉，人的一切心理现象都是对客观现实的反映。

2. 心理是对客观现实的主观反映　个体由于年龄、性别、生活阅历、文化水平、社会地位、经济条件、个性特征、价值观等不同，对客观现实的反映具有一定的主观性，如不同医生面对同一患者时会产生各自不同的领会和感受，从而做出不同的评价，这就说明心理反映具有主观性。因此，心理就其反映的内容来看是客观的，但反映的方式和结果却是主观的，心理是对客观现实的主观反映。

3. 心理是对客观现实积极能动的反映　脑对客观现实的反映不是像镜子一样机械、被动的

反映，而是一种积极的、能动的反映。一方面，心理反映具有选择性，人对客观世界的反映是根据主体的需要、兴趣、任务而有选择地进行的；另一方面，人不仅能认识世界，还能通过意志行动去改造世界，使之符合人的需要，推动人类社会不断发展和进步，如疾病诊疗新技术、新方法、新设备的不断出现，使医疗水平及医疗质量不断提高，这正是人类对客观现实积极能动反映的结果。

知识链接

“狼孩”的故事

1920年，在印度米德纳波尔附近的森林里，人们在一个狼窝里发现了两个裸体的女孩，大的七八岁，小的约两岁。这两个小女孩被送到孤儿院抚养，孤儿院的工作人员还给他们起了名字，大的叫卡玛拉，小的叫阿玛拉。阿玛拉第二年便死去了，而卡玛拉一直活到1929年。“狼孩”刚被救出来时，用四肢行走，白天睡觉，夜间嚎叫，不哭也不笑，没有感情，七八岁的卡玛拉只懂得一般6个月婴儿所懂得的事。她2年后才会直立，6年后才艰难地学会独立行走，但快跑时还得四肢并用，7年后才学会45个词并勉强地学会了几句话，卡玛拉死时已16岁左右，但她的智力相当三四岁孩子的水平。

第2节　护理心理学概述

案例1-2

某女士，现年50岁。40岁那年参加单位组织的体检时发现患乳腺癌，在一家市级医院进行了手术及化疗。在住院治疗过程中，该女士也曾出现过恐惧、焦虑、抑郁甚至绝望的心理状态，但在医护人员及家人的开导下，她很快调整好了自己的心理状态。出院后她每天坚持放松训练及想象疗法，保持乐观愉快的心情，病后5个月便重返了工作岗位。现发病已10年，该女士体检各项指标均正常。

问题： 1. 该女士身患绝症，为何能健康地活到今天？

2. 你认为心理因素对人类健康及疾病有何影响？

一、护理心理学的概念

护理心理学是护理学和心理学相结合的一门交叉学科，是研究护理人员及护理对象心理活动的规律及特点，解决护理实践中的心理问题，以实施最佳护理的一门应用学科。它是在心理学应用研究向各个领域渗透以及现代护理学迅速发展的基础上产生和发展起来的。

二、护理心理学的研究内容与方法

（一）护理心理学的研究内容

护理心理学的任务是把心理学的基本理论和技术运用于临床护理，指导护士依据患者的心理活动规律做好心理护理工作。为完成这一任务，护理心理学必须深入研究以下内容。

1. 研究心理社会因素对健康和疾病的影响　心理因素与疾病的发生、发展及变化密切相关，有时是致病因素，有时是诱发因素，有时虽与疾病发生无关，但却影响其进程和康复。

2. 研究心理干预的理论和方法　很多心理干预的理论和技术已成为干预和解决患者心理问题的重要手段。研究和掌握这些理论和技术能有效地帮助护士了解及解决患者的心理状态和所出现的心理问题，提高护理效果。

3. 研究患者的心理特征　不同年龄和性别的人由于他们的成熟状态和社会经历不同，所充当的社会角色不同，患病后的心理反应也会各有差异。因此，研究各类患者的心理活动特点，使千差万别的患者都能达到治疗或康复所需要的最佳身心状态，是护理心理学研究的重要内容。

4．研究护士的心理素质及培养　护理工作具有较高的应激性，持续高水平的应激对护士的心身健康和工作质量有显著影响，因而现代护理工作对护士的心理素质提出较高的要求，良好稳定的心理素质也是做好护理工作的前提和保证。

（二）护理心理学的研究方法

掌握科学的研究方法是科研成功的关键，护理心理学遵循一般科学研究的路线，与其他学科的研究方法基本相似，常用的研究方法有观察法、调查法、测验法与实验法。

1．观察法　指研究者通过对被试者的外显行为进行有目的、有计划的观察，从而分析其心理活动的研究方法。由于观察法是对被观察者的行为进行直接的了解，因而能收集到第一手的资料；又是在自然条件下进行的，不为被观察者所知，他们的行为和心理活动较少或没有受到“环境的干扰”。因此应用观察法可得到许多基本的、比较真实的资料。

2．调查法　指通过口头或问卷方式收集被调查者的心理活动资料并加以分析的研究方法。常用的有晤谈调查法和问卷调查法两种。晤谈调查法，是通过与被试者交谈，了解其心理信息，同时观察其在交谈时的行为反应，进行记录和分析研究。问卷调查法，是利用事先设计好的调查表或问卷，当面或通过邮寄方式让被调查者填写，然后收集问卷对其内容逐条进行分析研究。

3．测验法　是运用标准化的心理测验材料，对心理活动进行测量和评定的方法。心理测验种类繁多，如智力测验、人格测验等。心理测验作为一种有效的定量手段在护理心理学研究中得到普遍应用。

4．实验法　指有目的、有计划地严格创设和控制情境，主动引起或改变被试者心理活动，从而进行分析的方法。实验方法可分为实验室实验和自然实验。实验法被公认为科学方法中最严谨的方法，但实验研究的质量很大程度上取决于实验设计。

第3节　医学模式转变与护理心理学

医学模式是指人们从总体上认识健康和疾病以及相互转化的哲学观点，是某一时代的各种医学思想的集中反映，包括疾病观、健康观等，它影响着某一时期整个医学工作的思维及行为方式。医学模式的发展经历了以下4个阶段。

一、神灵主义医学模式

在原始社会，生产力水平极为低下，科学思想还未确立，人们对健康和疾病的理解也是不科学的。当时，人们认为自然界的一切现象超越人力，相信“万物有灵”，认为人类的生命和健康是由上帝神灵主宰的，疾病和灾难是神灵对人的惩罚。因此，当时治疗疾病的方法是求助于神灵巫医和巫术。这种医学模式随着生产力水平的提高虽然已失去存在的意义，但在一些偏远地区和某些文化群体中还可以见到它的遗迹。

二、自然哲学医学模式

自然哲学医学模式在公元前3000年前后开始出现。希波克拉底认为：人体各部分的协调统一是健康的条件，疾病是由于身体内部的失调或外部气候、个人卫生、饮食和环境的影响造成的，提出“治病先治人”“一是语言，二是药物”的治疗疾病的观点。在我国，传统医学著作中提出“天人合一”“天人相应”“形神合一”的思想，《黄帝内经》中提出“喜怒忧思悲恐惊”七情失控，容易导致疾病发生的观点。这些观点至今仍对医学有一定的指导意义。

三、生物医学模式

15 世纪中叶，欧洲暴发文艺复兴运动，近代科学技术迅速发展，人们对自己身体的认识水平不断提高，从整体到系统、器官，直至现在的亚细胞和分子水平，从而逐渐形成了生物医学模式。这一模式认为任何疾病都必定在人体某一系统、特定器官、组织、细胞乃至生物分子水平上，能够发现可以用物理和化学方法测量的功能与结构变化，从而准确地寻找疾病的病因，制订合理有效的治疗措施，并以人工合成或提取的药物来调整生理功能。这样，就产生了经典的西方医学。西方医学将人体看成一架机器，疾病被看作机器的故障，医生和护士的工作则是对机器进行维修和保养。

四、生物-心理-社会医学模式

20 世纪中叶，随着医学的发展和人们防治疾病手段的进步和提高，人们的不良生活方式、行为、心理、社会和环境因素已成为人类健康的主要危害因素。1977 年，美国医生恩格尔提出生物-心理-社会医学模式——一种系统论和整体观的医学模式，它要求把人看成多层次的、完整的连续体，即在健康和疾病问题上，要同时考虑生物的、心理的和行为的及社会的各种因素的综合作用，应把患者视为一个整体；人的心理与生理、精神和躯体、机体内外环境是一个完整的统一体，而不能机械地将它们分割开。

随着医学模式的改变，护理工作的理念、内容及范围也发生相应改变，并具有以下特点：①以人为本，以健康为中心。②关注人的整体性，即不仅关注疾病的本身，还应关注个体的生活环境和心理等。③以护理程序为核心，实行整体护理，医护人员的职能是多功能的。④服务对象不仅是患者，而且包括健康的人，服务的范畴由医院扩展到家庭和社区。

第 4 节　学习护理心理学的意义

案例 1-3

某同学是一所卫生学校护理专业的女生，被安排到一家市级医院实习。她在外科实习期间护理一位外伤手术后的患者，该患者疼痛难忍时，她对患者说了一句：“好了，忍忍，过段时间就不疼了。”遭到患者及患者家属的责怪。该同学觉得很委屈，认为自己将来无法胜任护理工作。

问题：1．该同学为何遭患者责怪？

2．本案例对你有何启示？

人们对健康和疾病的认识在不断深化，越来越认识到不良心理因素对人的心身健康的严重危害和在疾病发生发展过程中的作用，护理心理学成为护生的一门必修课，学习护理心理学具有重要的现实意义。

一、有利于树立整体医学观

随着医学模式由“生物医学模式”向“生物-心理-社会医学模式”的转变，医疗及护理模式也随之由“以疾病为中心”的旧模式向“以患者为中心”的新模式转变。护理人员通过掌握医学心理学、护理心理学的相关知识，在健康和疾病问题上将人视为一个整体，考虑生物的、心理的及社会的各种因素的综合作用，从而树立起整体医学观。

二、有利于提高护理质量

积极乐观的心理状态可促进疾病的康复，而消极悲观的心理状态可使病情恶化。人患病后，由于疾病的折磨、对手术的恐惧、经济的负担、生活环境的改变等会产生一些负性情绪，如焦虑、抑郁、恐惧、忧伤等，这些负性情绪在一定程度上影响着疾病的康复。因此，护理人员只有掌握医学心理学和护理心理学专业知识及技能，才能掌握患者的心理活动规律，对患者的不良心理状态进行积极有效地干预，使患者处于疾病康复的最佳心理状态，从而大大提高护理质量。

三、有利于提高护理人员自身的心理素质

救死扶伤、挽救患者的生命、减轻患者的痛苦，这是护理人员的光荣职责。要履行好这一职责，要求护理人员必须具备一系列良好的心理品质，如对患者真诚友善，尊敬和关心患者，需具有高度的责任心、同情心及精湛娴熟的医疗护理技术等，以增加患者的温暖感、信任感和安全感，避免他们产生消极情绪，增强战胜疾病的信心和力量。护理人员通过学习护理心理学，能够清晰地认识从事临床护理工作需具备的心理素质并在实践中培养形成。

四、有利于提高生活质量

只有具有心理学知识的人，才能更好地进行自我分析和自我调节，保持积极乐观的情绪，构建和谐的人际关系，正确处理在日常生活中遇到的各种难题，从而提高生活质量。

小 结

心理学是研究人的心理现象及其规律的一门科学，而护理心理学是护理学与心理学相互交叉的一门边缘学科，它是研究心理因素在健康和疾病及其相互转化过程中相互作用规律的科学，主要研究心理变量与身体健康之间的关系，常用的研究方法有观察法、调查法、测验法和实验法。随着医学模式从“生物医学模式”向“生物-心理-社会医学模式”的转变，以“患者为中心”的医疗护理模式应运而生。学习护理心理学有利于树立整体的医学观，有利于提高医疗护理质量，有利于提高医护人员自身的心理素质，有利于提高生活质量。

自 测 题

一、名词解释

1．心理学　　2．心理现象

3．护理心理学

二、填空题

1．心理过程包括______、______、______，个性心理包括______、______、______。

2．心理的实质为______、______、______。

3．护理心理学常用的研究方法有______、______、______、______。

4．旧的医学模式是______，新的医学模式是______。

三、单项选择题

1．心理活动的源泉是（　　）

A．大脑　　B．心脏

C．感觉器官　　D．神经系统

E．客观现实

2．下列说法中不正确的是（　　）

A．自我意识是人类意识发展的最高阶段

B. 人格具有稳定性，不受自我意识调控

C. 自我意识由自我认知、自我体验和自我调控三部分组成

D. 动物（除人类）没有自我意识

E. 当自我意识出现障碍时，不能正确认识当前的“我”和原来的“我”的区别

3. 心理产生的物质基础是（　　）

A. 客观现实　B. 自然现实

C. 社会现实　D. 大脑

E. 社会实践

4. 兽孩由野兽哺育大，无法产生人的心理活动，不能恢复到人类的正常生活状态，这是由于在成长过程中缺少（　　）

A. 自然现实　B. 主体的自身状态

C. 实践活动　D. 客观现实

E. 自我意识

5. 科学心理学的创始人是（　　）

A. 艾宾豪斯　B. 冯特

C. 马斯洛　D. 弗洛伊德

E. 华生

6. 对心理实质正确全面的理解是（　　）

A. 是人脑对客观现实的主观能动的反映

B. 心理是客观现实的反映

C. 心理是主观想象的反映

D. 心理是客观现实的主观反映

E. 心理是想什么就反映什么

7. 关于心理的实质下列不正确的是（　　）

A. 脑是心理的物质基础

B. 脑的基本功能保证了心理活动的清醒、稳定、有序

C. 心理健康也就是精神健康

D. 客观现实是心理的源泉和内容

E. 心理是主观想象的反映

8. 关于护理心理学的实验研究方法，其主要特点是（　　）

A. 只在实验室完成

B. 只以人为研究对象

C. 只记录生物学指标

D. 只使用现代仪器设备

E. 只在有目的的一定控制条件下进行

9. 不属于护理心理学研究内容的是（　　）

A. 研究心理社会因素对健康和疾病的影响

B. 研究心理评估和心理干预的理论和方法

C. 研究患者的心理特征

D. 研究护士的心理素质和培养

E. 研究造成疾病的生理因素有哪些

10. 左脑半球在下列哪一方面占优势（　　）

A. 空间感　B. 方向感

C. 语言　D. 图形识别

E. 音乐

四、简答题

1. 心理现象包括哪些方面？

2. 心理的实质是什么？

3. 谈谈学习护理心理学的现实意义。

（刘翠莲）

第2章 心理过程

心理过程是指人的心理发生、发展的过程，是每个个体都具有的心理活动。心理过程包括认知过程、情绪情感过程和意志过程，三个过程之间互相影响，互为依存，对每个人的心理健康有着积极或消极的影响。

第1节 认知过程

案例 2-1

清晨醒来，某女士看到光亮照进屋子，听到窗外树上的鸟儿正在吱吱地叫个不停。她打开窗户，一阵微风吹来，她感到凉爽极了。她尽情地吸了几口清新的空气，似乎嗅到了一股花香，便猜想这花香大概是从不远处的花园里吹来的。她还记得，花园里有许多花，现在也许已开花儿了。今天休息，她很高兴，便在脑子里盘算着今天如果去花园走走，该多么惬意啊！

问题：1. 这段文字里体现了该女士的哪些认知过程？

2. 举例说说你有哪些感觉？

认知过程是个体获得知识和经验的过程，是认识客观世界、了解自己、了解他人的手段，包括感觉、知觉、记忆、思维、想象、注意等。

一、感 觉

（一）感觉的概念

感觉是人脑对直接作用于感觉器官的客观事物的个别属性的反映。感觉是最基本、最简单的心理现象，是认知的开端。

知识链接

感觉的剥夺实验

1954年，加拿大麦克吉尔大学的心理学家首先进行了“感觉剥夺”实验（图2-1）。实验中给被试者戴上半透明的护目镜，使其难以产生视觉；用空气调节器发出的单调声音限制其听觉；手臂戴上纸筒套袖和手套，腿脚用夹板固定，限制其触觉。被试者单独待在实验室里，几小时后开始感到恐慌，进而产生幻觉……在实验室连续待了三四天后，被试者会产生许多病理心理现象：出现错觉和幻觉、注意力涣散、思维迟钝、紧张、焦虑、恐惧等，实验后需数日方能恢复正常。

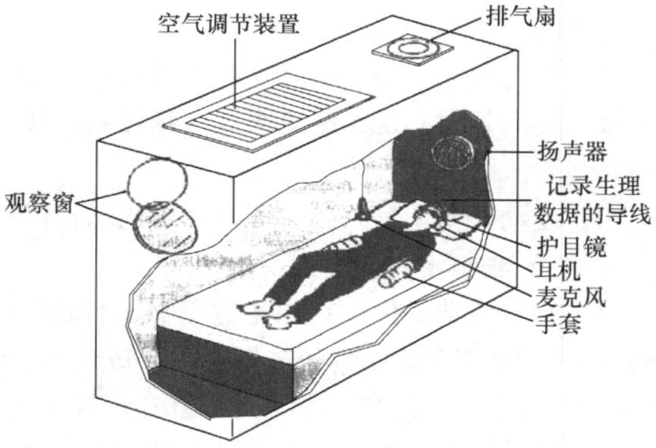

图2-1 感觉剥夺实验

这个实验表明：大脑的发育、人的成长成熟是建立在与外界环境广泛接触基础之上的，只有通过社会化的接触，更多地感受到和外界的联系，人才可能更多地拥有力量，更好地发展。

（二）感觉的分类

根据感觉器官和引起感觉的刺激来源不同，可以将感觉分为外部感觉和内部感觉。

1．外部感觉　指接受外界刺激，反映外界事物的个别属性的感觉。主要包括视觉、听觉、嗅觉、味觉、皮肤觉。

2．内部感觉　指接受机体内部刺激，反映身体位置、运动和内脏状态的感觉。包括平衡觉、运动觉、内脏感觉（如疼痛、疲倦、饥饿）等。

（三）感觉的特性

1．感受性和感觉阈限　感受性是指感觉器官对适宜刺激的感受能力。感受性的高低是用感觉阈限来度量的。感觉阈限就是刚刚能引起感觉的刺激量。感觉阈限与感受性成反比关系，即感觉阈限值越高，感受性越低。

2．感觉的适应　是指刺激物持续作用于感觉器官，引起感受性发生变化的现象，如视觉中的明适应和暗适应；又如嗅觉适应现象“入芝兰之室，久而不闻其香；入鲍鱼之肆，久而不闻其臭”。感觉器官在客观事物的持续作用下，其感受性会发生减弱或增强，这对于人适应环境有很重要的意义。

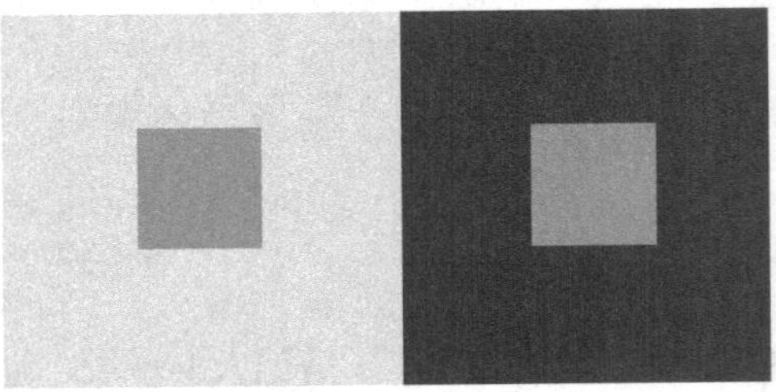

图 2-2　同时对比

3. 感觉的对比　是指同一感觉器官接受不同刺激而使感受性发生变化的现象。分同时对比和继时对比。同时对比是指两种感觉同时发生所形成的对比，如图中灰色纸片放在白色背景下不如在黑色背景下亮（图 2-2）；继时对比是两种感觉先后发生所形成的对比，如吃了比较苦的药再喝白开水会觉得水是甜的，就是这个道理。

二、知　觉

（一）知觉的概念

知觉是人脑对直接作用于感觉器官的客观事物整体属性的反映。

感觉是知觉的基础，知觉是感觉的有机综合。知觉借助个体已有的知识经验，对感觉信息进行筛选、比对、综合、解释以形成有结构的整体印象。以苹果为例，我们可以看到苹果的颜色、形状，闻到它的气味，尝到它的味道，感受到它的重量，从而得出苹果的整体形象，这就是知觉。

（二）知觉的分类

1．空间知觉　是人脑对物体空间特性的反映，如物体所处方位、远近、大小、形状等。

2．时间知觉　是人脑对客观事物延续性和顺序性的反映，即知觉客观事物持续的长短和先后顺序。

3．运动知觉　是人脑对事物距离状态和移动速度的知觉。

（三）知觉的特性

1．知觉的选择性　在知觉过程中不可能同时知觉所有刺激物，而是会选择对自己有意义的事物作为知觉对象。知觉的选择性即在知觉的过程中把知觉对象从背景中区分出来的特性。当主客观情况改变时，对象和背景可以互相转换（图 2-3）。

2．知觉的整体性　是指在过去经验的基础上，知觉过程中将客观事物的个别属性进行整合的特性（图 2-4）。

3. 知觉的理解性　是指在知觉过程中总是运用已有的知识经验对知觉对象进行解释的特性。如人们在看到图片时知觉到的并不是黑白点，而是一只狗（图 2-5），这就是人们对狗的形象熟悉导致的。

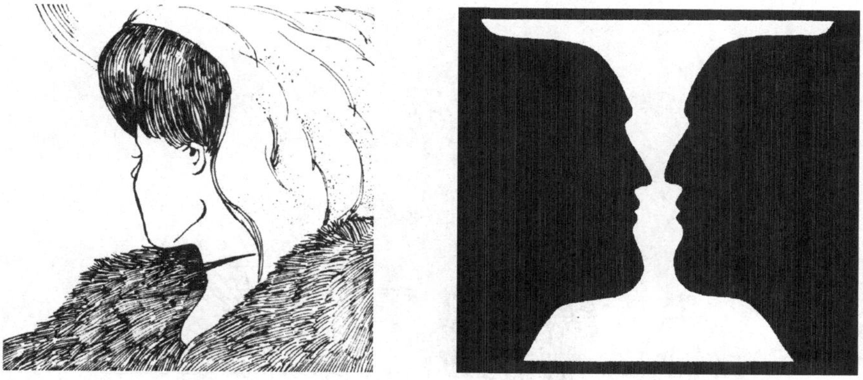

A B

图 2-3 知觉的选择性

A. 少女老妇双关图；B. 花瓶人头双关图

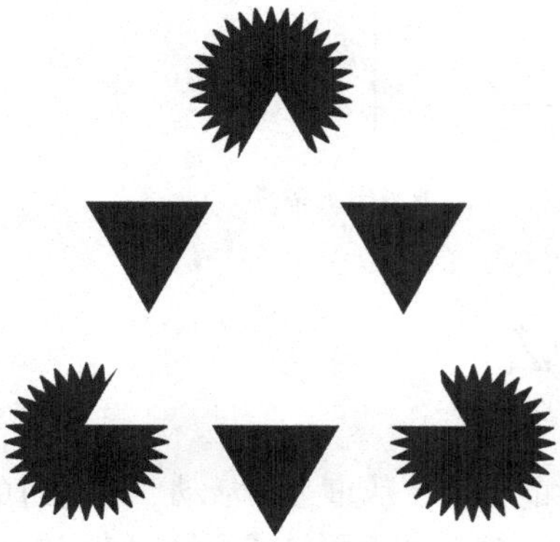

图 2-4 知觉的整体性

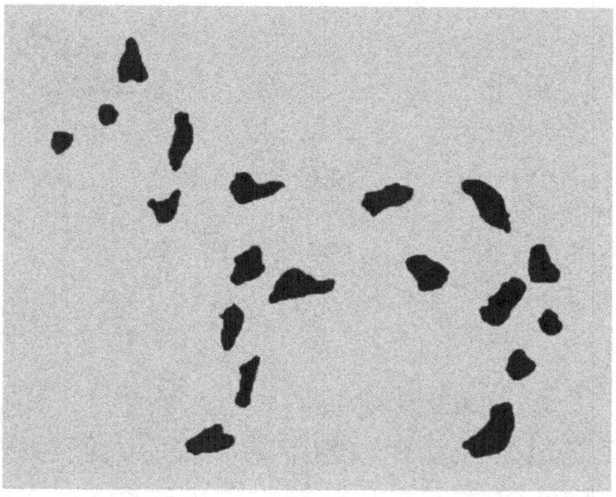

图 2-5 知觉的理解性

4．知觉的恒常性　是指知觉的条件在一定范围内发生变化，而知觉的印象仍保持相对不变的特性（图 2-6）。

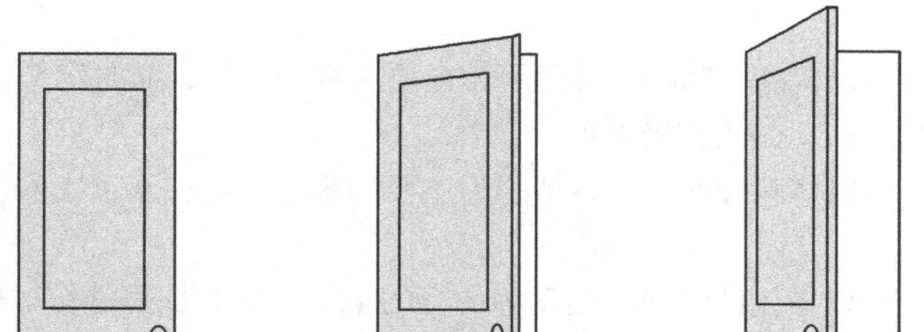

图 2-6 知觉的恒常性

（四）错觉

错觉是人在特定的条件下发生的错误的知觉，错觉现象非常普遍，只要条件具备就会发生（图 2-7）。研究错觉对生活实践及精神疾病症状具有重要意义。

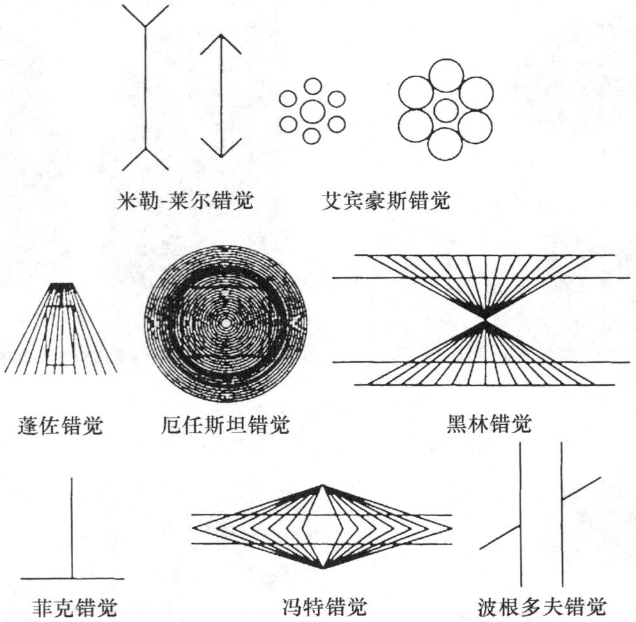

图 2-7　错觉图形

三、记　　忆

（一）记忆的概念

记忆是过去经验在人脑中的反映。人们过去感知过的事物、从事过的活动、思考过的问题、体验过的情绪等或多或少地都会在人脑中留下痕迹，并在一定条件下再认或回忆起来，这就是记忆。

（二）记忆的种类

1．按记忆的内容分类

（1）形象记忆：是以感知过的事物形象为内容的记忆，如对事物的大小、形状、颜色等的记忆。

（2）逻辑记忆：是以概念、判断、推理等为主要内容的记忆，如对定义、公式的记忆。逻辑记忆是一种高级记忆形式，是人类特有的。

（3）情绪记忆：是以体验过的情绪、情感为主要内容的记忆，如对快乐、悲哀、愤怒、恐惧等体验的记忆。

（4）运动记忆：是以做过的动作、运动为内容的记忆，如对护理操作、体育运动等的记忆。

2．按记忆保持时间的长短分类

（1）瞬时记忆：又称感觉记忆，是指感觉器官受到刺激时引起的极为短暂的记忆，一般为0.25～2.00 秒。如果这些信息进一步受到注意会进入短时记忆，否则就会被遗忘。它是记忆的开始阶段。

（2）短时记忆：指保持时间不超过 1 分钟的记忆。短时记忆的信息存储容量有限，为 7±2 个项目。短时记忆的内容经加工可转入长时记忆。

（3）长时记忆：短时记忆信息通过反复强化和深度加工形成长时记忆（图 2-8），长时记忆时间为 1 分钟以上甚至终生。长时记忆的储存容量几乎是无限大。

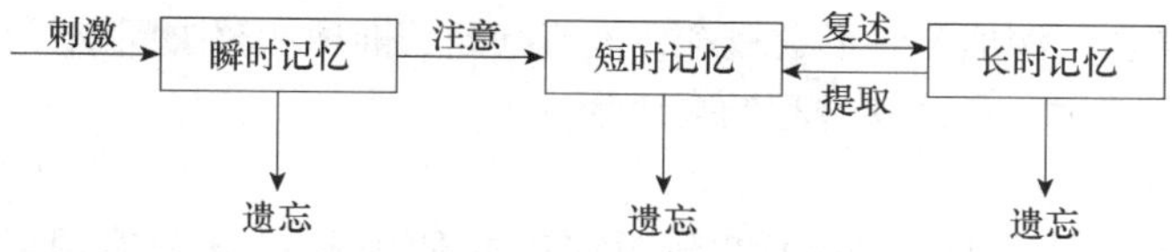

图 2-8　三种记忆类型关系图

（三）记忆的过程

记忆是一个复杂的心理过程，它由识记、保持、再认或回忆三个环节构成。

1．识记　是人脑认识和记住客观事物的过程，是记忆的开端。

2．保持　是人脑对识记过的事物在头脑中进行加工和储存的过程，是记忆的中心环节。保持时间的长短是记忆力强弱和记忆品质优劣的重要标志。

3．再认或回忆　再认和回忆都是信息提取的过程。再认是指保存在头脑中的事物再次出现在眼前，能够确认的过程，如考试时遇到的选择题。回忆又称为再现，是过去经历过的事物没有出现在眼前也能在头脑中重现的过程，如考试时遇到的问答题。一般而言，能够再认的事物不一定能回忆，但能够回忆的事物，一定能再认。

（四）遗忘

1．遗忘的概念　遗忘是对识记过的事物不能再认和回忆或出现错误的再认和回忆。

2．遗忘的分类　根据遗忘的程度可将遗忘分为部分遗忘和完全遗忘；根据遗忘的时间可分为暂时性遗忘和永久性遗忘。

3．遗忘规律　德国心理学家艾宾豪斯对遗忘的规律进行了深入的研究，并将遗忘规律绘制成曲线，称为"艾宾豪斯遗忘曲线"（图 2-9）。该曲线揭示了两个规律：一是遗忘与时间呈正相关，时间越长，遗忘越多；二是遗忘的进程是先快后慢。

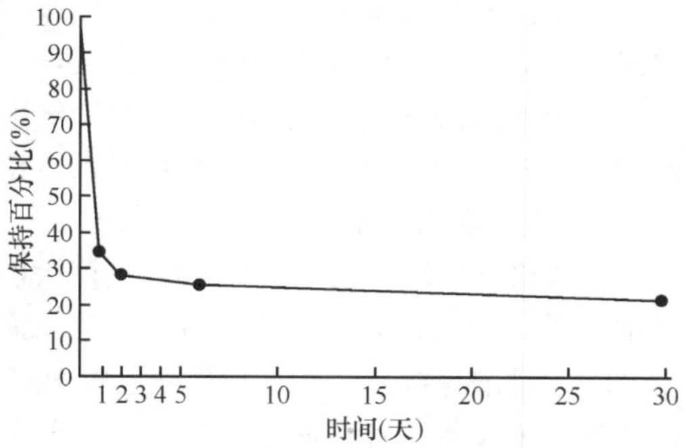

图 2-9　艾宾豪斯遗忘曲线

知识链接　**增强记忆的方法**

1. 注意集中　不可一心二用。
2. 兴趣浓厚　对学习材料产生浓厚的兴趣。
3. 理解记忆　理解是记忆的基础，不能仅靠死记硬背。
4. 过度学习　对学习材料在记忆的基础上，再多记几次。
5. 及时复习　对刚学过的知识，趁热打铁，及时温习巩固。
6. 经常回忆　不断进行尝试回忆，可使记忆错误得到纠正，遗漏得到弥补。
7. 视听结合　同时利用语言功能和视、听觉器官的功能强化记忆。
8. 多种手段　如分类记忆、特点记忆、语言记忆、联想记忆、图表记忆、缩短记忆、编提纲、做笔记等。
9. 最佳时间　9～11 时、15～16 时、19～22 时为最佳记忆时间，也可能因人而异。
10. 科学用脑　劳逸结合、保证睡眠、参加运动、注意营养。

四、思　　维

（一）思维的概念

思维是指人脑对客观事物间接的、概括的反映。它是在感觉、知觉和记忆的基础上发展而来的。思维通过对信息进行深加工并形成概念，进行判断、推理和解决问题，它反映事物的本质属性、内在联系和发展规律，是认知过程的高级形式。

（二）思维的特征

1. 间接性　思维具有间接性，是指思维对客观事物的反映，不是客观事物直接作用的结果，而是借助一定媒介和知识经验来认识客观事物的。例如，医生通过望、闻、问、切和各种辅助检查对患者的疾病进行诊断，就是思维间接性的表现。

2. 概括性　是指反映一类事物共同的、本质的属性。主要表现在两个方面：第一，思维反映的是一类事物共同的、本质的属性；第二，思维还可以反映事物的内部联系和规律。例如，除去笔的颜色、花纹、形状等外部特征，将笔的本质定义为能够书写的工具。

（三）思维的分类

1. 根据思维的凭借物及解决问题的方式分类

（1）直观动作思维：是凭借直接感知，伴随实际动作进行的思维活动。例如，护理工作者在处理输液故障时，一边检查一边思考故障的原因，直至发现问题排除故障为止。

（2）具体形象思维：是运用已有表象进行的思维活动。例如，低龄儿童计算加减法都是在头脑中形成手指或小球等实物表象计算出来。

（3）抽象逻辑思维：是以概念、判断、推理的形式达到对事物的本质特性和内在联系认识的思维。例如，数学计算中运用公式、定理、法则的推导、证明与判断等，都需要抽象逻辑思维。

儿童思维的发展一般都经历直观动作思维、具体形象思维和抽象逻辑思维三个阶段。成人在解决问题时，这三种思维往往相互联系、相互补充，共同参与思维活动。

2. 根据探索答案的方向不同分类

（1）聚合思维：又称求同思维、集中思维，是把问题所提供的各种信息集中起来得出唯一答案的思维。例如，医生从各种治疗方案中筛选出一种最佳治疗方案。

（2）发散思维：又称求异思维、辐射思维，是从一个目标出发，通过不同途径寻求多种解决问题答案的思维，如一些数学题目的一题多解。

3. 根据思维的主动性和独创性的不同分类

（1）常规性思维：是指按照惯常的方法思考和解决问题的思维方式。

（2）创造性思维：创造性地解决问题、推陈出新的思维方式。

（四）思维的过程

1. 分析与综合　是思维的基本过程。分析是在头脑中将事物分解为各个部分、各个方面、各种属性的思维过程；综合是在头脑中将事物的各个部分、各个方面、各种属性结合起来，形成一个整体的过程。分析与综合是同一思维过程的两个方面，如急性炎症的表现就是红、肿、热、痛、功能障碍等五个特征，而皮肤红肿、化脓则是脓肿的特征。

2. 比较与分类　比较是把不同事物或现象加以对比，确定它们之间的异同点的思维过程。分类是依据事物或现象的本质特征，把它们归入适当的类别中去的思维过程。分类是比较的前提，比较是分类的基础。

3. 抽象与概括　抽象是把同类事物或现象的共同的、本质的属性或特征抽取出来，并舍弃其个别的、非本质特征的思维过程。概括是把抽象出来的事物或现象的共同本质属性或特征综合起来并推广到同类事物或现象中去的思维过程。如对多种炎症进行研究，将其最本质的特征抽取出来，最后将炎症的特征概括为“红、肿、热、痛和功能障碍”。

通过对具体事物的分析、综合、比较、分类，会获得一些感性认识，通过抽象与概括，上升到理性认识，得出事物的本质特征及对其规律的认识，并可推广到同类事物上。

五、想　　象

（一）想象的概念

想象是人脑对已有的表象进行加工改造而形成新形象的过程。想象的基本素材是表象。表象是感知过的事物不在眼前时在头脑中再现出来的形象。脑中存储的表象越多、越细，想象就越丰富、越生动。

（二）想象的分类

根据产生想象有无目的，可分为无意想象和有意想象。

1. 无意想象　指没有预定目的、不自觉的想象。它是一种简单、低级的想象，具有情境性、随意性，如抬头看到天上的云彩，想象云朵像一匹马、像一朵花。

2. 有意想象　指有一定目的、自觉进行的想象。有意想象可分为再造想象、创造想象和幻想。

（1）再造想象：根据已有作品的描述和示意，在人脑中形成形象的过程，如阅读《西游记》，头脑中想象孙悟空的形象。

（2）创造想象：是根据一定的目的、任务，在人脑中独立创造出新形象的过程，如自己构思文章、做设计的过程。

（3）幻想：指与个人愿望相联系并指向未来的想象，又分为理想和空想。理想是指符合客观规律和社会条件，通过努力能实现的幻想。空想是指客观规律和社会条件不允许实现的幻想。

六、注　　意

（一）注意的概念

注意是指心理活动对一定事物的指向和集中。注意具有指向性和集中性两大特点。指向性是指心理活动有选择地朝向一定事物，并保持一定的时间；集中性是指心理活动聚积在所选择的事物上保证反映的清晰度。

（二）注意的分类

根据注意时有无目的及是否需要意志努力，可将注意分为无意注意、有意注意和有意后注意三种。

1. 无意注意　指没有预定目的也不需要意志努力的注意，主要由环境中的突然变化所引起。

2. 有意注意　指有预定目的并需要意志努力的注意。有意注意受意识的调节和支配，具有积极主动的特性，是注意的一种高级形式。

3. 有意后注意　指有预定目的但不需要意志努力的注意。有意后注意是在有意注意的基础上发展起来的，当对有意注意产生浓厚的兴趣或熟练到一定程度时，维持注意就不再需要意志努力，有意注意就转变为有意后注意。

（三）注意的品质

1. 注意的广度　又称注意的范围，是指在同一时间内注意对象的数量。同一时间内所能注意到的对象数量越多，注意的范围就越大；反之则越小。

2. 注意的稳定性　又称注意的持久性，是指注意长时间地保持在某种事物或活动上。

3. 注意的分配　是指在同一时间内，把注意指向不同的对象或活动。

4. 注意的转移　是指根据新的任务，主动地把注意从一个对象转移到另一个对象上。

第2节　情绪情感过程

案例 2-2

场景一：护理专业某同学通过努力，获得了全国护理技能大赛的一等奖，在得知自己获奖的一刻，该同学兴奋不已，喜极而泣。

场景二：因为得到了技能大赛的金牌，该同学接下来的一段时间都很高兴，每天都喜气洋洋。

场景三：放学路上，该同学发现两个歹徒正在拿刀对两个同学实施抢劫，急中生智，拨打 110 电话报警，并大喊“警察来了”，成功解救了两名同学。

问题： 请根据三个场景对该同学的情绪状态进行分析。

一、情绪与情感的概念

人对客观事物是否符合自己的需要而产生的态度体验就是情绪、情感。当客观事物符合人的需要时，就会产生积极肯定的情绪情感，如愉悦、快乐、满意等；反之，则会产生消极否定的情绪情感，如悲伤、愤怒、憎恨等。

二、情绪情感的联系与区别

情绪与情感是同一心理过程的两个不同方面，两者统称为感情。它们既有联系，又有区别。

（一）情绪与情感的联系

情绪和情感都是人对客观事物是否符合自身的需要而产生的态度体验，两者是不可分割的。一方面，情绪离不开情感，情绪的变化受到情感的制约并反映情感的内容。另一方面，情感也离不开情绪，稳定的情感是在情绪的基础上形成的，并且情感是通过情绪表达的。总的来说，情绪是情感的外在表现，情感是情绪的本质内容。

（二）情绪与情感的区别

1. 从需要的角度来说，情绪的态度体验主要与人的生理性需要相联系，而情感的态度体验则与人的社会性需要相联系。

2. 从发生的角度来说，情绪发生较早，是人与动物共有的；情感发生较晚，是人类独有的。

3. 从反应的角度来说，情绪具有情境性、激动性、暂时性，容易随环境的变化而变化；而情感具有稳定性、深刻性、持久性，是一种比较稳定的心理状态。

4. 从外部的表现来说，情绪具有外显型，表现比较强烈，易冲动；情感具有内隐性，外部表现不明显，冲动较少。情绪与情感的区别见表 2-1。

表 2-1　情绪与情感的区别

项目	需要角度	发生角度	反应角度	外部表现
情绪	与生理性需要相关联	发生时间早，人与动物共有	情境性、激动性、暂时性	外显性、表现强烈、易冲动
情感	与社会性需要相关联	发生时间晚，人类特有	稳定性、深刻性、持久性	内隐性、很少冲动

三、情绪与情感的分类

（一）基本情绪

基本情绪又称原始情绪，是人和动物所共有的情绪，是与生俱来的，包括快乐、愤怒、悲哀和恐惧。

1. 快乐 是指需要得到满足时产生的情绪体验。快乐的强度取决于需要满足的程度。快乐等级可分为满意、愉快、欢乐、狂喜等。

2. 愤怒 是指由于其他人或事干扰目标达成时产生的情绪体验。愤怒强度取决于对其干扰作用的大小和干扰的次数、程度。愤怒的等级可分为不满、愠怒、大怒、暴怒等。

3. 悲哀 是指在失去自己所爱的人和物或希望幻灭时所产生的情绪体验。悲哀强度取决于失去对象的价值。悲哀等级可分为遗憾、失望、难过、悲伤、极度哀痛等。

4. 恐惧 是指个体企图摆脱某种危险情境但又无能为力时产生的情绪体验。引起恐惧最主要的原因是自身缺乏处理危险情境的能力。恐惧的等级可分为惊讶、害怕、惊骇、恐怖等。

（二）情绪的状态

1. 心境 又称心情，是一种微弱而持久的情绪状态。它作为一种心理背景，在某一段时间内，使人的全部活动都带有某种情绪色彩，具有弥散性、持久性的特点，如“人逢喜事精神爽”“感时花溅泪，恨别鸟惊心”就是指心境。心境对人的学习、工作和健康有很大影响，积极的心境有助于学习和工作，能够提高人的活动效率，促进主观能动性的发挥，有助于身心健康；消极的心境则会降低人的活动效率，妨碍学习和工作，并使人意志消沉，不利于人的身心健康。

2. 激情 是一种强烈的、短暂的、爆发式的情绪状态。激情通常是由个人生活中重大的事件所引起，发生时往往伴有生理变化和明显的外部行为表现，如怒发冲冠、面红耳赤等。激情具有冲动性和爆发性，发生的速度很快，持续的时间很短暂，一旦离开引起激情的具体情境，会很快冷静下来或转化为心境。

积极的激情常常能调动人身心的巨大潜力，成为激励人行为的强大动力。而消极的激情则会使人出现“意识狭窄”现象，即认识范围缩小，不能正确评价自己行为的意义和后果，作出一些鲁莽的行为。而且严重的激情爆发有可能致病甚至致死，因此要善于控制激情，减轻激情爆发的程度。

3. 应激 是指出乎意料的紧急情况所引起的高度情绪紧张状态。突发事件、意外事故、过强的精神刺激都可导致应激状态。在应激状态下，人的肌张力、血压、内分泌、心率、呼吸系统发生明显变化，从而使个体发生不同的心理和行为变化。

在应激状态下可能有两种反应，有的人急中生智，思维敏捷，转危为安；有的人则手足无措，思维混乱，陷入困境。长期处于应激状态下的人，容易出现各种心身疾病。

（三）情感的分类

1. 道德感 是个体根据一定的道德标准评价自身或他人的思想和行为时所产生的情感体验，如民族自豪感、集体荣誉感等。当个体的思想、行为符合道德标准时，就会产生肯定的情感体验，感到满意、愉快；反之，则产生不满和否定的体验，如反感、鄙视、憎恨并痛苦不安。

2. 理智感 是人在智力活动中所产生的情感体验。它体现着人们对自己认识活动的过程与结果的态度。人们的好奇心、惊奇感、喜悦感、自信感等都是理智感的不同表现形式。理智感在人的智力活动中起着极为重要的作用，它是推动人们认识事物的动力，也是推动人们探索和追求真理的动力，任何学习活动、科学发明、艺术创作都离不开理智感。

3. 美感 是根据一定的审美标准评价各种事物时所产生的情感体验，包括自然美、社会美和艺术美，如祖国大好河山的秀丽，淳朴善良、见义勇为的社会美感，以及美术、音乐等作品的艺术美感。美感是人们欣赏美、展示美与创造美的动力，不同个体由于审美标准不同，所产生的美感体验也不尽相同。

四、情绪与情感的功能

情绪与情感在提高工作效率、改善生活质量、沟通人际关系等方面具有重要的意义。

（一）调控行为

情绪和情感可以调节人的生理状态和心理状态，控制人的行为。人在积极的情绪情感状态下，思路开阔，思维敏捷，解决问题迅速；而处于消极的情绪情感状态下，则思维范围狭窄，动作迟缓，解决问题的效率较低。

（二）传递信息

情绪和情感是人对客观事物的体验，这种体验往往会通过表情传递信息、沟通思想，有时其传达的信息量比言语内容还要多、还要丰富，有助于人与人相互了解，达到交往的目的。

（三）适应社会环境

情绪情感能反映工作、生活的状态。人们通过调节自身的情绪情感，能达到适应社会环境的目的。如碰到困难或产生挫折，形成消极情绪，能立即察觉。因此，我们应当驾驭情绪情感，以主动姿态去从事学习、工作、参与竞争。

（四）情绪与健康

情绪健康是身心健康的一个重要内容，情绪对人的健康有明显影响，积极的情绪情感使人心情舒畅，整个身心处于良好状态，甚至能够促进疾病的痊愈。消极的情绪情感影响心理、生理的正常功能，可能导致心身疾病，加速疾病的恶化，如临床上常见的心肌梗死、消化性溃疡、脑血管意外等疾病都有可能由于情绪过度紧张而促发。因此，有意识地保持积极的情绪情感，控制和消除消极的情绪情感，才能有助于心身健康，提高生活质量及学习、工作效率。

知识链接 **情绪对健康的影响——当“国王”的狒狒**

在一群狒狒中，有一只雄狒狒称王称霸，它发号施令，所有的狒狒都得让它先吃，吃完以后2号、3号才可以吃，什么都是它第一。后来做了一个实验，用铁笼子把“国王”狒狒和最弱小的狒狒分别关起来，发食物的时候让别的狒狒先吃，它们在笼子里吃不着，只能看，最后才轮到它们。起初“国王”狒狒在笼子里暴跳如雷，咬牙，咬钢丝，血压陡然升高。因长期处于这种烦躁状态，它逐渐患上了顽固性高血压，并伴发神经症，不吃食物，一年后发展为心肌梗死，最后死亡。最弱小的狒狒在笼外进食时本来就是最后的一个，关起来也是最后一个，无所谓，很舒服，没有一点压力，健康地活着。

（五）情绪的调节与控制

愉快、稳定的情绪是健康的重要条件，但是生活中每个人都不可避免地会遇到失意、困难、险境，从而产生各种各样的消极情绪。消极情绪若得不到及时排解，在一定条件下就可能导致心身疾病。因此，应采用适当的方法和途径，培养良好的情绪，并合理宣泄、调控不良情绪，常见的方法有以下几种。

1．冷静并进行自我放松，如大怒时先默数十个数字让自己冷静下来，或做深呼吸使情绪安定。

2．自我安慰和积极暗示，在遇到悲伤、难过的事情时换一个角度想问题，不要执着于失败。

3．适时转移注意力和情感升华，如看看电影、听听音乐、看看远方的景色等。

4．适当宣泄，如到宣泄室进行宣泄或到户外无人的地方大喊（图2-10）。

5．适当运动，如慢跑、做瑜伽。

6．其他，如改变认知、心理咨询等。

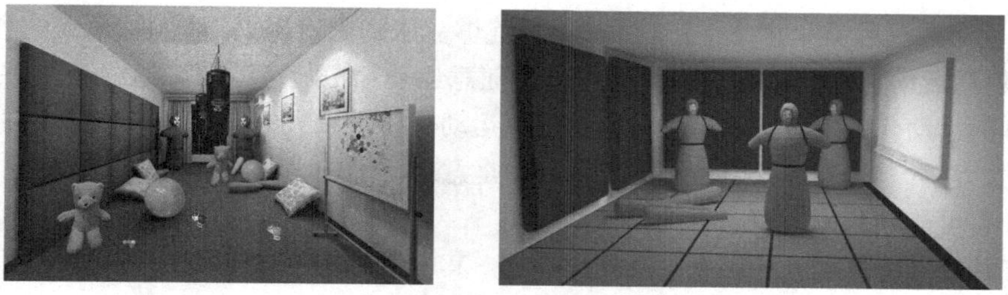

图 2-10 宣泄室

知识链接

情 商

情商（EQ）又称情绪智力，由两位美国心理学家约翰·梅耶（新罕布什尔大学）和彼得·萨洛维（耶鲁大学）于1990年首先提出。1995年，丹尼尔·戈尔曼出版了《情商：为什么情商比智商更重要》一书，引起全球性的EQ研究与讨论，因此丹尼尔·戈尔曼被誉为“情商之父”。

情商主要是指人在情绪、情感、意志、耐受挫折等方面的品质。以往认为，一个人能否在一生中取得成就，智力水平是第一重要的，即智商越高，取得成就的可能性就越大。但现在心理学家们普遍认为，情商水平的高低对一个人能否取得成功也有着重大的影响，有时其作用甚至要超过智力水平。

情商主要包括：①了解自己情绪的能力。②控制自己情绪的能力。③以自己的情绪激励自己行为的能力。④了解别人情绪的能力。⑤与别人友好相处的能力。

第3节 意志过程

案例 2-3

1880 年 6 月 27 日海伦·凯勒出生于美国亚拉巴马州北部的一个小城镇——塔斯喀姆比亚。她在 19 个月的时候被猩红热夺去了视力和听力。不久，她又丧失了语言表达能力。然而就在这黑暗而又寂寞的世界里，她并没有放弃，而是自强不息，在导师安妮·莎莉文的帮助下，海伦用顽强的毅力克服生理缺陷所造成的精神痛苦。她热爱生活并从中得到知识，学会了读书和说话，并开始和其他人沟通。而且以优异的成绩毕业于美国哈佛大学拉德克利夫学院，成为掌握英、法、德、拉丁、希腊五种文字的盲聋女作家、教育家、慈善家、社会活动家。她走遍世界各地，为盲人学校募集资金，把自己的一生献给了盲人福利和教育事业。她赢得了世界各国人民的赞扬，并得到许多国家政府的嘉奖。

问题： 1. 海伦·凯勒身上有哪些意志品质？
2. 依据海伦·凯勒的事迹分析意志的特征。

一、意志的概念和特征

（一）意志的概念

意志是人们为了实现预定的某种目的，有意识地支配和调节自己的行动，克服困难去实现目的的心理过程。意志是人类特有的心理现象，是人类意识能动性的集中表现。

（二）意志的特征

1. 有明确的目的性　自觉地确定目的是意志的第一个特征。人类的行动是有目的、有计划、有步骤、有意识的行动。离开了自觉的目的，意志便失去了存在的前提。意志行为的目的性越明确、越远大，行为的盲目性和冲动性也就越小。

2. 与克服困难相联系　克服困难是意志的核心价值。目的的确立与实现，通常会遇到各种困难，克服困难的过程就是意志的过程。一个人能够克服的困难越大，表明这个人的意志越坚强。

3. 以随意运动为基础　人类的行动可分为随意运动和不随意运动。随意运动是指由人的主观意识控制的运动，属于条件反射性质。不随意运动是指不以人的意志为转移的、自发的、控制不了的运动，它属于非条件反射性质。随意运动是意志行动的必要条件，人只有掌握了必要的随意运动，才有可能顺利完成意志行为。

以上三种意志特征是互相联系、互相影响的，其中目的是意志行动的前提，克服困难是意志行动的核心，随意运动是意志行动的基础。

二、意志的品质和培养

（一）意志的品质

1. 自觉性　是指对自己行动的目的有清醒而深刻的认识，并能按照目的调控行动以达到既定目的的品质。具有自觉性的人信守原则、不随波逐流、不轻易接受外界的影响和干扰。与自觉性相对立的是受暗示性和独断性。

2. 果断性　是指个体善于明辨是非，适当而又当机立断地采取决定并执行决定的品质。果断性以自觉性为前提，以深思熟虑、大胆勇敢为条件。具有果断性的人，善于把握机会，在遇到问题的时候能够果断作出决定并执行。与果断性相对立的是优柔寡断和鲁莽。

3. 坚韧性　指为实现目的，以坚韧的毅力和充沛的精力克服困难、坚韧不拔、奋斗到底的品质。具有坚韧性的人，在困难面前不退缩，在压力面前不屈服，在诱惑面前不动摇，不达目的誓不罢休。与坚韧性品质相对立的是顽固性和动摇性。

4. 自制性　是指善于调控和支配自己行动能力的品质。具有自制性的人善于控制自己的情绪，能够自觉地调节自己的言行并控制自己的冲动。与自制性品质相对立的是任性和怯懦。

（二）意志品质的培养

意志的各种品质是互相联系、互相影响的。良好的意志品质是学习、工作的保证和心身发展的重要条件。它不是生来就有的，它需要后天的教育和实践活动中有目的地加以培养。因此，良好意志的训练和培养，应从以下几方面进行：

（1）树立目标，有理想、有抱负，有追求理想的信念。

（2）提高思想认识，保持稳定的情绪情感。

（3）积极参与实践活动，磨炼自己，在挫折中锻炼。

（4）积极参加体育运动，培养健全的身心素质。

（5）根据不同情况，有针对性地采取不同措施。

小　结

心理过程包括认识过程、情绪情感过程和意志过程，三者相互联系、相互影响。

认识过程是人类心理活动的基础，包括感觉、知觉、记忆、思维、想象。感觉是对客观事物的个别属性的反映；知觉是对客观事物的整体属性的反映；记忆是人脑对所经历的事物的保持和再现；思维是人脑对客观事物间接的和概括的反映；想象是人脑对已有的表象进行加工改造而形成新形象的过程；注意是心理活动对一定对象的指向和集中。

人们认识客观事物时所产生的态度体验就是情绪情感过程。基本情绪包括喜、怒、哀、惧，常见三种情绪状态有心境、激情和应激。

人们有意识地支配和调节自己的行为，克服困难达到目的的心理过程就是意志过程。良好的意志品质包括自觉性、果断性、坚韧性和自制性。

自测题

一、填空题

1. 知觉的特性有______、______、______、______。

2. 记忆的过程包括______、______、______。

3. 根据艾宾豪斯遗忘曲线，遗忘的规律是______、______。

4. 思维的特征有______、______。

5. 基本情绪包括______、______、______、______。

6. 意志品质有______、______、______、______。

二、单项选择题

1. 认识过程中最简单、最基本的心理现象是（　　）

A. 感觉　　B. 知觉
C. 记忆　　D. 思维
E. 想象

2. “感时花溅泪，恨别鸟惊心”描述的是（　　）

A. 心境　　B. 激情
C. 应激　　D. 道德感
E. 美感

3. 听到有人说话的声音是（　　）

A. 感觉　　B. 知觉
C. 记忆　　D. 思维
E. 想象

4. 注意的品质不包括（　　）

A. 注意的广度
B. 注意的分配
C. 注意的转移
D. 注意的选择性
E. 注意的稳定性

5. 人们对知识的学习、对真理的探索属于（　　）

A. 道德感　　B. 理智感
C. 美感　　D. 激情
E. 应激

6. 坚韧性是指为实现目的，以坚韧的毅力和充沛的精力克服困难、坚韧不拔的品质，它的相反品质是（　　）

A. 受暗示性　　B. 独断性
C. 优柔寡断　　D. 顽固性和动摇性
E. 任性和怯懦

7. 以下哪一个不是情绪的特点（　　）

A. 情境性　　B. 外显性
C. 持久性　　D. 暂时性
E. 激动性

8. 儿童在计算数学题“3＋3”时要在头脑中想象有3个苹果再加上3个苹果，这属于（　　）

A. 直观动作思维
B. 具体形象思维
C. 抽象逻辑思维
D. 聚合思维
E. 发散思维

9. 早晨起床发现窗外一片白茫茫的，由此推断昨晚下了一场大雪，这是思维的（　　）

A. 间接性　　B. 概括性
C. 整体性　　D. 预测性
E. 创新性

三、简答题

1. 如何提高记忆力？
2. 情绪情感对健康有什么影响？
3. 如何保持良好情绪？

（刘　甲）

第3章 个 性

人心不同，各如其面。个体由于先天遗传、后天教育、生活环境等因素的影响，在成长过程中会形成不同的个性。如有的人活泼，有的人沉稳；有的人坚强，有的人懦弱。那么，个性是怎样形成的？结构如何？有哪些特征？

第1节 概 述

一、个性的概念

个性也称人格，是心理学中探讨完整个体与个体差异的一个领域。可以界定为：个性是构成一个人的思想、情感及行为的特有模式，这个特有模式包含了一个人区别于他人的稳定而统一的心理品质，包括个性心理特征、个性倾向性及自我意识。

二、个性的一般特性

（一）自然性与社会性

个性是在先天自然素质的基础上，通过后天的学习、教育与环境的作用逐渐形成的。一方面，具有自然性，人们与生俱来的感知器官、运动器官、神经系统和大脑在结构上与功能上的一系列特点，是个性形成的物质基础与前提条件。另一方面，个性又是在个体生活过程中逐渐形成的，很大程度上受社会文化、教育教养方式的影响。可见，个性是自然性与社会性的统一。

（二）稳定性与可塑性

个性的稳定性是指那些经常表现出来的特点，是一贯的行为方式的总和，具有跨时间和空间的一致性。在生活中偶然表现出的心理特征，不能认为是一个人的个性特征。例如，一个乐于助人的人在不同环境下，都表现出积极助人的行为，这个特质不因环境的改变而改变。但稳定性并不意味着个性的一成不变，随着外界环境的变化，年龄的增长，主观努力等的不同，个性也可能发生某种程度的改变，使个性具有可塑性。

（三）独特性与共同性

个性的独特性是指人与人之间的心理和行为是各不相同的，具有区别于他人的特点。如在知觉方面，有的人知觉事物细致，善于分析；有的人知觉事物较粗略，善于概括。强调个性的独特性，并不排斥个性的共同性。个性的共同性是指某一群体或某个民族在一定的群体环境、生活环境、自然环境中形成的共同的典型的心理特点，如人们认为山东人普遍具有忠厚直爽、行侠仗义的性格。

三、个性形成与发展的影响因素

个性的形成与发展受先天和后天因素的共同影响。

（一）生物遗传因素

遗传是个性不可缺少的影响因素，其对个性的作用程度因个性特征的不同而异。个性的发展过程是遗传与环境交互作用的结果，遗传因素影响个性的发展方向及改变。

（二）家庭因素

不同的教养方式对个性的形成与发展有着不同的影响。如权威型教养模式下成长的孩子容易形成低自尊、依赖性强、对抗、焦虑等不良性格特征；而民主型教养模式下成长的孩子会慢慢养成自信、乐观、独立、合作的优秀品质。

知识链接 不同家庭教养方式对孩子个性的影响

1. 权威型教养方式　这类父母在对子女的教育中表现为过分支配，孩子的一切均由父母来控制。成长在这种教育环境下的孩子容易消极、被动、依赖、服从、懦弱，做事缺乏主动性，甚至会形成不诚实的个性特征。

2. 放纵型教养方式　这类父母对孩子过于溺爱，让孩子随心所欲，父母对孩子的教育甚至达到失控状态。这种家庭里的孩子多表现为任性、幼稚、自私、野蛮、无礼、独立性差、唯我独尊、蛮横胡闹等。

3. 民主型教养方式　父母与孩子在家庭中处于一个平等和谐的氛围中，父母尊重孩子，给孩子一定的自主权并给孩子以积极正确的指导。父母的这种教育方式易使孩子形成一些积极的个性品质，如活泼、快乐、直爽、自立、彬彬有礼、善于交往、容易合作、思想活跃等。

（三）学校教育因素

学校教育在学龄儿童个性的形成与发展中具有重要作用。学生通过课堂教育接受系统的科学知识，形成与发展良好的个性特征。校风和班风也是影响学生个性形成与发展的重要因素，良好的校风和班风能够促使学生养成积极、独立及遵守纪律等品质。

（四）社会文化因素

每个人都处在特定的社会文化之中，文化对个性的影响表现在：首先，社会文化对个性具有重要的作用，尤其是后天形成的一些个性特征，如性格、世界观；其次，社会文化对个人的影响力因文化的强弱而异，社会对顺应的要求越严格，其影响力越大。

（五）个人主观因素

外界各种影响因素，要为个人接受和理解，才能转化为个体的需要、动机和兴趣，才能推动个体去思考与行动。另外，个体已有的心理发展水平对个性特征形成的作用会随着年龄的增加而日益增强。

第2节　个性心理特征

个性心理特征是指个体在进行各种心理活动时所表现出来的比较稳定的心理特点，包括能力、气质、性格等。

一、能　力

（一）能力的概念

能力是直接影响活动效率，使活动顺利完成的个性心理特征。能力与活动紧密相连，离开了具体活动，能力就无法形成和表现。如一个护士的护理能力，只有在护理操作活动中才能表现出来。

（二）能力的分类

1. 根据能力所表现的活动领域的不同，可以分为一般能力和特殊能力。

（1）一般能力：是指在进行各种活动中必须具备的基本能力，也称智力。它包括个体在认识活动中所必须具备的各种能力，如感知能力、记忆力、想象力、思维能力、注意力等，其中抽象思维能力是智力的核心。

（2）特殊能力：又称专门能力，是顺利完成某种专门活动所必备的能力，如音乐能力、绘画能力、数学能力、运动能力等。

一般能力与特殊能力的关系十分密切。一方面，一般能力是特殊能力的重要组成部分；另一方面，特殊能力的发展有助于一般能力的发展。

2. 根据功能的不同，可以分为认知能力、操作能力和社交能力。

（1）认知能力：是指人脑加工、储存和提取信息的能力，即我们一般所讲的智力，如观察力、记忆力、想象力等。

（2）操作能力：是指人们操作自己的肢体以完成各项活动的能力，如劳动能力、表演能力、运动能力、实验操作能力等。

（3）社交能力：是指在人们的社会交往活动中表现出来的能力，如组织管理能力、调解能力、语言感染力等。

3. 根据活动中创造性所占比重的大小，可以分为再造能力和创造能力。

（1）再造能力：是指在活动中顺利地掌握前人所积累的知识、技能，并按现成的模式进行活动的能力。人们在学习活动中的认知、记忆、操作与熟练能力多属于再造能力。

（2）创造能力：是指在活动中创造出独特的、新颖的、有社会价值的产品的能力。它具有独特性、变通性、流畅性的特点。

4. 根据一生中不同的发展趋势以及和先天禀赋、社会文化的关系，可以分为流体能力和晶体能力。

（1）流体能力：是指在信息加工和问题解决过程中所表现出来的能力。如对关系的认识、类比、演绎推理、形成抽象概念等的能力。它较少地依赖于文化和经验的内容，而取决于个人的先天禀赋。

（2）晶体智力：指获得语言、数学知识的能力。它取决于后天的学习，与社会文化密切有关。流体能力在 20 岁以后发展达到高峰，30 岁以后就开始下降，但晶体能力一生中一直在发展，在人年老时还能保持在较高的水平。

（三）能力的发展与个体差异

1. 能力发展水平的差异　能力发展水平有高低的差异，主要表现在智力有高中低之分，呈正态分布。智力水平是一个人创造成就的基本条件，如有人智力超常，有人智力不足。但是，除智力水平这一条件外，机遇和一个人的个性品质也是创造成就的重要条件。

2. 能力发展类型的差异　能力按照不同的方式结合起来，表现出类型或结构上的差异，如有人在空间智力方面表现优异，有人在音乐智力方面表现优异。

3. 能力发展早晚的差异　有的人能力表现较早，少年早慧，如李贺 7 岁作诗，名扬京城。有的人能力表现较晚，如在中国近代画坛享有盛誉的艺术大师齐白石先生，27 岁才开始正式学习绘画，56 岁以后名声大振，可谓大器晚成。

（四）影响能力形成的因素

1. 遗传的因素　主要指的是一个人的素质或天赋，即一个人生来具有的解剖生理特点，包括感觉器官、运动器官及神经系统构造和功能的特点。素质是能力发展的自然基础和前提。

2. 环境和教育的因素　环境包括儿童正常发育的各种条件，如儿童的家庭、所在的学校及所处的社会环境。发达的社会经济条件，丰富的社会文化生活是能力发展的肥沃土壤，和谐的家庭氛围是能力发展的基石，而教育则是能力发展的关键。

二、气 质

案例 3-1

四个人看戏迟到了，检票员不让他们进入演出厅。面对相同的情境，四个人却有着不同的反应。甲和检票员争吵，争辩说："剧场里的钟走得太快了，我不会影响别人。"并很粗鲁地推开检票员，径自跑到座位上。乙清楚地知道检票员不会让他进入剧场，故到别处看看是否有其他入口，以便悄悄进入并到座位上。丙进不了剧场，认为第一场戏一般不太精彩，故等在幕间休息时再入场。丁觉得很失望："我真倒霉，偶尔来看一场戏，就碰到这种情况！"于是伤心地回家了。

问题：请分析四个人的气质类型。

在现实生活中我们常会看到，有的人生性好动，有的则好静；有的人脾气温和，有的则性情暴躁；有的人动作利落，有的则行动缓慢；等等，以上的区别就是心理学所称的气质区别。

（一）气质的概念

心理学对气质的定义：气质是表现在人们心理活动和行为方面的典型的、稳定的动力特征。接近于生活中人们常说的脾气、禀性。

（二）气质的类型

1．体液说　人的气质有明显的差异，这些差异属于气质类型的差异。对气质类型的划分，有不同的见解，因而形成不同的气质理论。最早对气质加以分类并给予细致的描述，且被后人接受认可的，是希波克拉底对气质的分类。

希波克拉底是古希腊著名的医生，他最早提出气质的概念。他在长期的医学实践中观察到人有不同的气质。他认为气质的不同是由人体内不同的液体决定的。他设想人体内有血液、黏液、黄胆汁、黑胆汁四种液体，并根据这些液体混合比例哪一种占优势，把人分为不同的气质类型，即胆汁质、多血质、黏液质、抑郁质。

用体液来解释气质，虽然缺乏科学根据，但希波克拉底对气质类型的划分，与日常观察中概括出来的四种气质类型比较符合，所以关于气质的这种分类一直沿用至今。每种气质类型的典型表现如下：

（1）胆汁质：这类人情感和行为动作产生得迅速而且强烈，有极明显的外部表现；性情开朗、热情，但脾气暴躁、好争论；情感易于冲动，但不持久；精力旺盛，经常以极大的热情从事工作，但有时缺乏耐心；思维具有一定的灵活性，但对问题的理解具有不求甚解的倾向；意志坚强、果断勇敢、注意稳定而集中，但难以转移；行动利落而又敏捷，说话速度快且声音洪亮。

（2）多血质：这类人情感和行为动作发生得很快，变化得也快，但较为温和；易于产生情感，但体验不深；善于结交朋友，容易适应新的环境；语言具有表达力和感染力，姿态活泼，表情生动，有明显的外倾性特点；机智灵敏，思维灵活；注意与兴趣易于转移，不稳定；在意志方面缺乏忍耐性，毅力不强。

（3）黏液质：这类人情绪不易发生，也不易外露，遇到不愉快的事也不动声色；注意稳定、持久，但难以转移；思维灵活性较差，但比较细致，喜欢沉思；在意志力方面具有耐性，对自己的行为有较大的自制力；沉默寡言，办事谨慎细致，但对新的工作较难适应，行为和情绪都表现出内倾性，可塑性较差。

（4）抑郁质：这类人情感和行为动作进行得都相当缓慢、柔弱；情感容易产生，而且体验相当深刻，隐晦而不外露，多愁善感；富于想象，聪明且观察力敏锐，敏感性高，思维深刻；在意志方面常表现出胆小怕事、优柔寡断，受到挫折后常心神不安，但对力所能及的工作表现出坚忍的精神；不善交往，较为孤僻，具有明显的内倾性。

2．高级神经活动类型学说　俄国生理学家巴甫洛夫对条件反射的实验研究发现，高级神经活动的基本过程有兴奋和抑制过程。兴奋和抑制过程有三个基本特性：神经活动的强度、平衡性和灵活性。神经过程三个基本特征的独特组合就形成不同的高级神经活动的类型，即兴奋型、活泼型、安静型和抑制型。

巴甫洛夫认为，从动物研究划分出的这四种基本类型同样适用于人类，高级神经活动类型是气质类型的生理基础。这四种高级神经活动类型的外部表现恰好与传统划分的胆汁质、多血质、黏液质和抑郁质四种气质类型相互对应（表 3-1）。

表 3-1　气质类型及行为表现特征

气质类型	主要表现	高级神经活动类型
胆汁质	精力充沛，动作快、有力，热情直爽，心境变化剧烈，情绪不稳定、易冲动，显著外倾	兴奋型
多血质	活泼好动，言语、行动敏捷，容易适应外界环境的变化，善交际，注意易转移，兴趣多变，外倾	活泼型
黏液质	安静沉着，注意稳定，善于忍耐，自制力强，情绪稳定，情感不外露，固执，容易循规蹈矩，内倾	安静型
抑郁质	情感体验深刻、持久，善于观察细节，敏感怯懦，孤僻，不爱交际，多愁善感，防御反应明显，行动迟缓，显著内倾	抑制型

（三）气质在社会实践中的意义

1．气质不决定人的智力水平　气质不决定人的成就和智力发展水平的高低，任何一种气质类型的人，都有可能成为某一领域的专家，也可能一事无成。

2．气质不决定人的社会价值　气质不能决定一个人的行为方式和水平，一个人做什么、怎么做，是由个人的动机、信念、价值观念等决定的。每一种气质类型都既有积极的一面，也有其消极的一面。例如，胆汁质的人动作有力，富有生气，却脾气暴躁、任性；多血质的人感情丰富、待人和气，但又易有浮躁、易变、精力分散的不足。气质没有绝对的好坏之分，任何一种气质类型的人，都既可以成为品德高尚有益于社会的人，也可成为道德堕落、有害于社会的人。

3．气质对活动效率的影响　气质在人的实践活动中不起决定作用，但可能影响活动的效率。例如，要求作出迅速灵活反应的工作，对于多血质和胆汁质的人较为合适；反之，要求持久、细致的工作，对于黏液质、抑郁质的人较为合适。

三、性　　格

在日常生活中，有的人勤奋，有的人懒惰；有的人谦虚谨慎，有的人狂妄自大；有的人乐于助人，有的人自私自利；等等，这些不同的心理特征正是人的性格差异的体现。

（一）性格的概念

性格是表现在个人对现实的态度和行为方式中的较为稳定而有核心意义的心理特征，是人与人相互区别的重要方面。

（二）性格的分类

1．根据心理活动的倾向可以将性格分为内倾型和外倾型。

内倾型的人心理活动倾向于内部，处世谨慎，深思熟虑，交际面窄，适应环境能力较差；外倾型的人心理活动倾向于外部，活泼开朗，活动能力强，容易适应环境的变化。

2．根据智力、情感和意志三种心理机能在性格中何者占优势，可以将性格分为理智型、情绪型和意志型。

理智型的人通常以理智来评价周围发生的一切，并以理智支配和控制自己的行动，处世冷静；情绪型的人通常用情绪来评估一切，言谈举止易受情绪左右，不能三思而后行；意志型的人行动目标明确，主动、果敢、坚定，有较强的自制力。在生活中大多数人是混合型。

3．根据个体独立性程度，可以将性格分为顺从型和独立型。

顺从型的人倾向于以外在参照物作为信息加工的依据，易受环境的干扰，常不加批判地接受别人的意见；独立型的人不易受外来事物的干扰，更多地利用内在参照即自己的认识，具有独立判断事物、发现问题、解决问题的能力。

（三）影响性格形成的因素

人的性格是在与周围环境相互作用的过程中逐渐发展起来的。虽然遗传因素会对性格的形成产生一定影响，但性格形成中起主要作用的不是遗传，而是后天的社会经历。

1．家庭环境　家庭中父母的责任感和教养态度，是影响儿童性格形成的一个非常重要的因素。家庭气氛对子女性格形成的影响也不容忽视。若家长过于娇生惯养，易使孩子形成任性、不关心别人、自私自利的不良性格特点。

2．学校教育　学校作为系统、长期的影响环境，在儿童性格的形成中有着特殊的地位。儿童所处的学校和班集体，对其性格形成有着特殊的意义。同伴关系是影响儿童社会化、从而影响其性格形成的一个重要因素。

3．社会实践　人是活动的主体，对性格起决定作用的不是环境本身，而是人与环境的相互作用。人的性格正是通过其在社会实践活动的过程中与环境发生相互作用而逐渐形成、发展起来的。

（四）性格的特征

性格是一个结构十分复杂的心理系统，它由许多不同的特征组成，这些特征在不同人身上，都以一定的独特结合而构成了有机的整体。

1．性格的态度特征　是指人对社会、集体、他人、自己的态度及对劳动或工作的态度。例如，有的人爱祖国、爱集体、助人为乐、正直诚实、与人为善等，而有的人自私自利、阴险狡猾、虚伪等；对待自己有的人谦虚、自信、自尊、自爱，而有的人则骄傲、自卑等；对待学习或劳动有的人认真、细心、勤劳，而有的人则马虎、粗心、懒惰等。

2．性格的理智特征　是指个体在认知活动中表现出来的心理特征。例如，在感知方面，有的人能按照一定的目的任务主动地观察，有的人则明显地受环境刺激的影响而被动观察；在思维方面，有独立思考型与盲目模仿型、灵活型与刻板型、创造型与保守型之分。

3．性格的情绪特征是指一个人情绪活动的强度、稳定性、持续性及主导心境方面的特征。例如，有的人情绪产生快而强，而有的人则情绪产生慢而弱；有的人忽冷忽热，几分钟热度，而有的人则能始终保持高昂的情绪、饱满的热情；有的人多愁善感，郁郁寡欢，而有的人经常笑容满面，是个乐天派、乐观主义者等。

4．性格的意志特征　是指人在意志行动中所表现出来的性格特点。在行为目标方面，有的人目标明确有主见，而有的人盲动蛮干易受暗示；在行为自觉控制水平方面，有的人主动积极、自制力强，而有的人消极被动、放任自流；在紧急或困难条件下，有的人沉着镇定、果断勇敢，而有的人惊慌失措、优柔寡断、胆小怯懦等。

第3节　个性倾向性

个性倾向性是推动个体从事各种活动的动力系统，包括需要、动机、兴趣、信念、价值观等。

一、需　　要

（一）需要的概念

需要是有机体感到某种缺乏而力求获得满足的心理倾向，它是有机体自身和外部环境要求在头脑中的反映。人是自然属性与社会属性的统一体，对其自身与外部环境有各种各样的要求，如对空气、食物、水等自然条件的依赖，对交往、学习、运动等社会条件的要求。当这些必需的事物反映在人脑中，就成为人的需要。

（二）需要层次理论

美国著名的人本主义心理学家马斯洛认为，人的一切行为都是由需要引起的，他提出了著名的需要层次论。马斯洛把人的多种多样的需要归纳为五大类，并按照它们发生的先后次序分为五个层次（图3-1）。

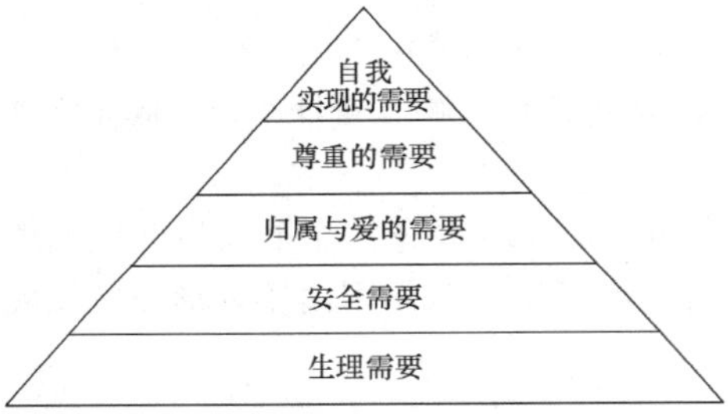

图3-1　马斯洛需要层次理论

1．生理需要　是人类最原始也是最基本的需要，包括对呼吸、水、食物、睡眠、性和其他生理功能的需要，它是推动人们行为的最强大的动力。一般情况下，只有在生理需要基本满足之后，高一层次需要才会相继产生。

2．安全需要　当一个人生理需要得到满足后，安全的需要就会产生。个人寻求生命、财产等个人生活方面免于威胁、孤独、侵犯并得到保障的心理就是安全的需要。

3．归属与爱的需要　包括与其他人进行社会交际，获得伙伴之间、朋友之间的关系融洽或保持友谊和忠诚。人人都希望获得别人的爱，给予别人爱，并希望为团体与社会所接纳，成为其中的一员，得到相互支持与关照。

4．尊重的需要　人人都希望自己有稳定的社会地位，要求个人的能力和成就得到社会的承认。尊重的需要包括受人尊重与自我尊重两方面，前者是希望得到别人的重视，获得名誉、地位；后者是希望个人能力、价值得到社会的承认。

5．自我实现的需要　是指实现个人理想、抱负，最大限度地发挥个人能力的需要，即获得精神层面的真、善、美至高人生境界的需要。自我实现的需要是在努力实现自己的潜力，使自己越来越成为自己所期望的人物。

马斯洛认为，五种需要像阶梯一样从低到高，按层次逐级递升，在高层次的需要充分出现之前，低层次的需要必须得到适当的满足。但这样的次序不是完全固定的，也有例外情况，是可以变化的。

二、动　　机

（一）动机的概念

动机是指为满足某种需要而产生并维持行动，以达到目的的内部驱动力。动机是个体的内在过程，也可被看作一种内在动力，行为是这种内在过程的外在表现。

动机产生需具备两个条件：一是内部条件，即需要的存在，它引起内部的一种紧张状态；另一个是外部的刺激或诱导，它进一步地加强了这种紧张或焦虑，并使动机的产生和进一步的行动成为可能。

（二）动机冲突的类型

个体在某种活动中，同时存在两个或两个以上目标，这些目标无法同时实现，个体难以决定取舍，表现为犹豫不决，这种相互冲击的心理状态称为动机冲突。常见的动机冲突有如下类型：

1. 双趋冲突　趋指的是趋向、希望得到。该冲突指同时并存两种能满足需要的目标，它们具有同等的吸引力，但只能两者择其一时的状态，如鱼与熊掌，二者不可兼得。

2. 双避冲突　避指躲避、不希望得到。该冲突是指同时遇到两个力图回避的威胁性目标，但只能避其一时的状态，如前有狼后有虎，进退两难。

3. 趋避冲突　该冲突是指同一目标既有吸引力，又有排斥力，既希望接近，同时又不得不回避时的状态，如蛋糕很美味，但吃了怕胖。

4. 多重趋避冲突　在实际生活中，人们的趋避冲突常常表现出一种更复杂的形式，即人们面对着两个或两个以上的目标，而每个目标又分别具有吸引和排斥两方面的作用。人们无法简单地选择一个目标，而回避或拒绝另一个目标，必须进行多重的选择，如毕业生选择工作单位时常面临多重趋避冲突。

三、兴　　趣

（一）兴趣的概念

兴趣是人认识某种事物或从事某种活动的心理倾向。它是以认识和探索外界事物的需要为基础的，是推动人认识事物、探索真理的重要动机成分。兴趣使人的探究和认识活动染上强烈的、肯定的情绪色彩，从而使这种活动为人所接受和喜爱。

（二）兴趣的种类

1. 物质兴趣和精神兴趣　物质兴趣主要指人们对舒适的物质生活（如衣、食、住、行方面）的兴趣和追求；精神兴趣主要指人们对丰富的精神生活（如文学、艺术）的兴趣和追求。

2. 直接兴趣和间接兴趣　直接兴趣是指对活动过程的兴趣。例如，有的人喜欢制作各种手工，在制作过程中，全神贯注，表现出浓厚的兴趣。间接兴趣主要指对活动过程所产生的结果的兴趣。例如，有的学生对某些课程并不感兴趣，但意识到学好这些课程对将来服务于社会有重要作用，因此刻苦学习，并对此产生兴趣。间接兴趣具有较稳定的特点，在一定条件下可以转化为直接兴趣。

（三）兴趣的品质

1. 兴趣的倾向性　是指一个人的兴趣所指向的是什么事物，如有的人对文学感兴趣，有的人对数学感兴趣，有的人对绘画感兴趣等。

2. 兴趣的广度　指兴趣的范围大小。兴趣的广度具有明显的个别差异。有的人兴趣十分狭窄，几乎对什么都没热情；而有的人兴趣十分广阔，如爱因斯坦是伟大的物理学家，同时又非常喜欢音乐，小提琴拉得好，钢琴弹得也很出色，还能撰写文学评论。

3. 兴趣的稳定性　指兴趣长时间保持在某一或某些对象上。只有具备了稳定性，一个人才可能在兴趣广泛的背景上形成中心兴趣，使兴趣获得深度。

4．兴趣的效能性　是指兴趣对活动发生作用的大小。凡是对实际活动发生作用大的兴趣其效能作用也大；反之亦然。

第4节　自我意识

一、自我意识的概念

自我意识是个体对自己身心状态及对自己同客观世界的关系的意识。不仅是人脑对主体自身的意识与反映，也是人与周围现实之间的关系的反映。

自我意识由自我认识、自我体验和自我调节三个子系统构成，其作用是对个性的各种成分进行调控，保持个性的完整、统一、和谐。

（一）自我认识

自我认识是自我意识的认知成分。它是自我意识的首要成分，也是自我调节控制的心理基础，具体包括自我观察和自我评价。自我观察是指对自己感知、思想和意向等方面的觉察。自我评价是对自己能力、品德、行为等方面社会价值的评估，是自我调节的重要条件，最能代表一个人自我认识的水平。如果一个人不能正确地认识自我，只看到自己的不足，就会自卑，做事畏缩不前；相反，如果一个人过高地估计自己，就会骄傲自大、盲目乐观，导致失误的发生。因此，恰当地认识自我，实事求是地评价自己，是自我调节和个性完善的重要前提。

（二）自我体验

自我体验是伴随着自我认识而产生的内心体验，是自我意识在情感方面的表现。当一个人对自己作出积极评价时，就会产生自尊感；反之，就会产生自卑感。自我体验可以使自我认识转化为信念，进而指导一个人的言行；自我体验还能伴随自我评价，激励适当的行为，抑制不适当的行为。如一个人认识到自己不恰当的行为所导致的后果时，会产生自责、内疚的情绪，进而制止这种行为的再次发生。

（三）自我调节

自我调节是自我意识的意志成分，主要表现为个体对自己的行为、活动和态度的调控。它包括自我检查、自我监督、自我控制等。自我检查是个体将自己的活动结果与活动目的加以比较、对照的过程。自我监督是一个人以其良心或内在的行为准则对自己的言行实行监督的过程。自我控制是个体对自身心理与行为的主动的掌握。自我调节是一个人自我教育、自我发展的重要机制。如当一个学生意识到学习对自己发展的重要意义时，就会激发起努力学习的动机，在行为上表现出刻苦学习、不怕困难的精神。

二、自我意识的形成与发展

人的自我意识并不是与生俱来的，从婴儿期的没有自我意识发展到青年期的自我意识接近成熟，需要一段过程。

（一）婴儿期自我意识的发展

婴儿期主要指 0～3 岁的儿童。在这一时期，儿童的动作由随意性向精确性方面发展，语言也随之迅速发展起来，为自我意识的发展提供了重要的生理和心理准备。

刚出生的婴儿没有自我意识，分不清自己和客体的区别。他们常常摆弄、吮咬自己的手指、脚趾，如同玩玩具一样。在这过程中，儿童逐渐发觉，咬自己的手指、脚趾与咬其他玩具的感觉不一样，从而慢慢地意识到手指、脚趾是自己身体的一部分。大约在1岁左右的时候，牙牙学语的儿童开始使用手指把自己的动作和动作的对象区分开来，这是自我意识的最初表现。当儿童开始掌握“我”这个词的时候，在儿童自我意识的形成方面，是一个质的变化，标志着儿童开始从把自己当作客体转为把自己当作一个主体的人来认识了。

2～3 岁是自我意识发展的一个新的阶段，也是自我意识发展的第一个飞跃期。从这时起儿童的独立性逐渐增强，儿童常说的“我自己来”这句话是最为明显的表现。随着儿童把自己当作一个主体的人来认识，他们逐步学会对自己做出评价，并形成自我体验和自我调节能力。

知识链接 **儿童自我发展的经典实验——点红鼻子实验**

实验者在88名3～24个月的婴儿鼻子上点一红点，然后观察他们照镜子时的反应。结果发现，15～24个月的婴儿会对着镜子观看自己的身体，并对着镜子触摸自己的鼻子。研究者认为，这是婴儿出现自我意识中的自我认识成分的表现。

（二）幼儿期自我意识的发展

1．自我评价的发展　幼儿的自我评价首先是依从性的评价，然后发展到对自己个别方面的评价，进而发展到对多方面进行评价。幼儿自我评价的发展，停留在对别人或对自己外部行为的评价上，同时也呈现从外部行为向内心品质转化的倾向。一般情况下，幼儿总是倾向于过高地评价自己。

2．自我体验的发展　幼儿的自我体验从初级向高级发展，从生理体验向社会性体验发展。与生理需要相关的愉快、愤怒等体验发展较早，而与社会需要相关的委屈、自尊、羞怯等体验发展较晚。此外，幼儿的自我体验还有易变性、受暗示性等特点。

3．自控能力的发展　幼儿有一定的自我控制能力，但3～4岁儿童的坚持性、自制力还较差，到了5～6岁才有了一定的独立性、坚持性和自制力。

虽然幼儿期儿童在自我评价能力上有了很大进步，但是从整体上说儿童自我评价的能力还是不高的，成人对儿童的评价在儿童个性发展上起着重大作用。

（三）小学儿童自我意识的发展

小学儿童自我意识的发展是随年龄增长从低水平向高水平发展的，但不是直线的、等速的，而是既有上升的时期，又有平稳发展的时期。

1．自我认识的发展　小学低年级儿童，对自己各方面的认识较多地停留在诸如姓名、年龄、性别、住址、自身特征等外部特征方面；到了小学高年级，儿童对自己的描述开始根据品质、行为的动机及人际关系等特点来进行。

2．自我评价的发展　比起学前期儿童，小学生自我评价的广度和深度都有明显发展。

（1）从顺从别人的评价发展到有一定独立见解的评价，自我评价的独立性不断增强。

（2）从比较笼统的评价发展到对自己个别方面或多方面行为的优缺点进行评价，并表现出对内心品质进行评价的初步倾向。

（3）自我评价的稳定性逐渐加强。低年级学生的自我评价水平还比较低，随着年级的增高，自我评价的稳定性逐渐增强。

3．自我体验的发展　自我体验的主要表现形式之一是儿童的自尊心。自尊心强的儿童往往对自己的评价比较积极；相反，缺乏自尊心的儿童可能自暴自弃。

（四）青少年时期自我意识的发展

进入青春期后，随着身体的迅速发育，青少年很快出现了成人的体貌特征。与此同时，由于对社会及他人的了解逐渐增多，对自己的了解日益深刻，青少年也开始将目光指向内心世界，关注自己的内心体验与需求。随着青少年的认识能力的迅速发展，必然引起他们对自己行动的原因、结果及自己存在的价值和意义进行思考，自我意识出现了第二次飞跃。

1. 自我评价的发展　首先，青少年自我评价的独立性随着年级的增长而不断提高，并逐渐形成较为稳定的评价。其次，从注重外部表现或行为结果的评价逐渐转向注重内部动机的评价，自我意识由具体转为抽象。

2. 自我体验的发展

（1）成人感：是指青少年感到自己已经长大成人，渴望独立、得到尊重的体验和态度。这时他们会产生一反以往事事依赖、依附成人的心态，有强烈的自立愿望，开始疏远父母而更乐于与同龄人交往。

（2）自尊感：青少年的自尊感的体验容易出现极端，当社会评价与个人自尊相一致，自尊需要得到肯定与满足时，他们往往会沾沾自喜甚至得意忘形；当社会评价与自尊相矛盾时，可使情绪一落千丈，甚至妄自菲薄。

3. 自我控制的发展　随着年龄的增长，生活及学习经验的丰富，心理独立性的增强，青少年自我控制的动力逐渐由主要来自外部力量转变为以内部自立控制力量为主。

（五）成年早期自我意识的发展

个体从青春期开始，注意到自己的内心世界还存在一个“我”，并把注意力集中到发现自我、关心自我的存在上来。到了成年早期，这种对自我的关心日益强烈，经过大约 10 年的发展，个体对自己的智力、性格、态度、信念、理想和行为等方面的意识逐渐趋于完善，最终获得较为成熟的心理自我。个体逐渐表现出自我意识的主动性与独立性，强调自我的价值与理想。这时，个体能够透过自我意识去认识外部世界，并且这样的自我意识过程将伴随个体的一生，此时，自我意识逐渐达到了稳定和成熟的水平。

小　结

个性是一个人区别于他人的稳定而统一的心理品质，包括个性特征和个性倾向性及自我意识。个性特征包括能力、气质、性格等，其中性格是个性的核心。个性倾向性包括需要、动机、兴趣、信念、价值观等。自我意识由自我认知、自我体验和自我调节三个子系统构成。培养和形成良好的个性具有重要的意义。

自 测 题

一、名词解释

1. 个性　　2. 气质

3. 性格

二、填空题

1. 个性包括______、______、______三部分。

2. 气质类型包括______、______、______、______。

3. 马斯洛认为，人的需要由低级到高级依次为______、______、______、______、______。

三、单项选择题

1. 以下不属于个性倾向性的是（　　）

A. 信念　　B. 需要

C. 动机　　D. 价值观

E. 能力

2. ______是表现在人们心理活动和行为方面的典型的、稳定的动力特征。

A. 能力　　B. 需要

C. 气质　　D. 性格

E. 兴趣

3. 个性的核心是（ ）

A. 能力 B. 需要

C. 气质 D. 性格

E. 兴趣

4.《红楼梦》中的林黛玉多愁善感、观察力敏锐、情感体验深刻，是气质类型中（ ）的典型代表。

A. 胆汁质 B. 多血质

C. 黏液质 D. 抑郁质

E. 活泼质

5. 根据马斯洛需要层次理论，人的最高层次需要是（ ）

A. 生理需要 B. 安全需要

C. 尊重的需要

D. 自我实现的需要

E. 归属与爱的需要

6. “前有悬崖，后有追兵”是哪种动机冲突的体现（ ）

A. 双趋冲突 B. 趋避冲突

C. 双避冲突 D. 多重趋避冲突

E. 以上均不是

7.（ ）是自我意识的第一个飞跃期。

A. 青年期 B. 中年期

C. 婴儿期 D. 幼儿期

E. 老年期

8. 以下关于气质的描述不正确的是（ ）

A. 气质主要由遗传决定

B. 最早提出气质类型的是希波克拉底

C. 气质不决定人的社会价值

D. 气质有好坏之分

E. 气质是心理活动的动力特征

9. “江山易改，禀性难移”体现了个性的（ ）

A. 社会性 B. 独特性

C. 稳定性 D. 先天性

E. 整体性

10. 兴趣的品质不包括（ ）

A. 兴趣的稳定性

B. 兴趣的倾向性

C. 兴趣的广度

D. 兴趣的效能性

E. 兴趣的分配性

（李 淼）

第4章 心理卫生

众所周知，人是生理、心理的统一整体，心理健康和生理健康是相互联系、相互作用的。越来越多的科学研究表明，很多癌症、冠心病等疾病都与心理因素密切相关。生活节奏不断加快，与心理因素有关的心理疾病也在日益增多，为了自己和他人的健康，了解一些心理卫生常识非常有必要。心理卫生不仅有助于预防心理疾病的发生，而且也有助于培养人的良好性格、陶冶情操，促进人的心理健康。

第1节 心理卫生概述

一、心理卫生的概念

心理卫生也称精神卫生，它是关于保护与增强人的心理健康的心理学原则与方法。心理卫生不仅能预防心理疾病的发生，而且可以培养人的性格，陶冶人的情操，促进人的心理健康。心理健康是心理卫生的主要目标。心理健康是指个体的各类心理活动正常协调、心理内容与现实一致，人格完整稳定和环境适应良好的一种持续状态与相对平衡过程。

二、心理健康的标准

心理健康目前没有一个公认的客观的标准，国内外不少专家学者从自己不同的社会制度、传统习俗、研究立场，做出了不尽相同的表述。综合国内外专家的意见，结合我们国家的实际情况，我们认为心理健康标准可以概括为以下几个方面。

1．智力正常　是一个人学习、生活与工作的基本心理条件，是个体适应周围环境变化所必需的心理保证，因而也是心理健康的最基本保证。

2．情绪积极稳定　心理健康的人，积极、乐观的情绪总是占优势，虽然也会在生活、学习及工作中因遭受挫折而悲、忧、愁、怒等，但他们能主动调控自己的不良情绪。

3．意志品质健全　健全的意志品质和坚强的意志力是心理健康的基本保证。

4．具有良好的环境适应能力　人为了生存、种族延续、自我发展，就一定要适应环境。环境适应不良就会导致个体出现情绪、行为等异常问题。心理健康的人能面对现实、接受现实，而心理不健康的人逃避现实，甚至以幻想代替现实，无法适应现实环境。

5．具有和谐的人际关系　人际关系是否和谐是评估一个人心理健康的重要指标。心理健康的人乐于与人相处，能和大多数人建立良好的人际关系，具有处理人际矛盾的能力。

6．正确认识自我、悦纳自我　一个心理健康的人能体验到自己存在的价值，对自己的能力、性格、优缺点能做出恰当、客观的评价，能悦纳自己。

7．心理行为符合年龄特征　在生命发展的不同年龄阶段，都会有对应的心理反应，形成不同年龄阶段独特的行为模式。心理健康的人具有与多数同龄人相符的心理行为特征，如果一个人的心理行为经常严重偏离自己的年龄特征，一般都是心理不健康的表现。

知识链接　**心理健康标准**

美国心理学家马斯洛和米特尔曼提出的心理健康的十条标准被认为是“最经典的标准”：①有充分

的自我安全感；②能充分了解自己，并能对自己的能力作适当的估计；③生活理想切合实际；④不脱离周围现实环境；⑤能保持人格的完整与和谐；⑥具有从经验中学习的能力；⑦能保持良好的人际关系；⑧能适度表达与控制自己的情绪；⑨在不违背社会规范的条件下，能适当满足个人的基本需求；⑩在符合集体要求的前提下，能作有限的个性发挥。

北京大学的王登峰教授也曾提出了心理健康的八条指标：①了解自我、悦纳自我；②接受他人，善于与他人相处；③正视现实，接受现实；④热爱生活，乐于工作；⑤能协调控制情绪，心境良好；⑥人格完整和谐；⑦智力正常，智商在80分以上；⑧心理行为符合年龄特征。

第2节 不同年龄段心理发展的特征及其心理卫生

一、妊娠期心理卫生

生命是从受精卵的形成开始的，妊娠期是个体生命发生发展的重要时期，个体的身心健康应从妊娠期抓起。

1．增进优生优育意识 父母的身体、心理和行为影响胎儿的健康。严重躯体疾病、精神疾病、遗传病、近亲结婚、高龄产妇、吸烟、酗酒、吸毒、生活作息不规律、饮食不卫生、营养不全面，都会增加胎儿和孕妇的健康风险。

2．孕妇应保持良好的情绪 孕妇的情绪变化可通过内分泌的改变对胎儿产生影响。妊娠早期的情绪波动过大或长期处于焦虑、抑郁状态，可导致胎儿发育异常、躁动不安，出生后性格异常、免疫力降低等。因此，孕妇应学会适应自身和生活的变化，保持心情舒畅、情绪稳定。

3．适当胎教 常用的胎教方法有三种：①对胎儿进行抚摩训练，激起胎儿的活动积极性；②音乐胎教，通过高雅优美的音乐促进胎儿大脑的发育；③语言胎教法，指父母用文明、富有感情的语言与胎儿进行对话，使胎儿接受到语音的信息，刺激胎儿大脑的生长发育。一般建议在妊娠6个月后开展胎教。

4．避免接触不良环境 有毒气体、污染的水源和土壤、长期的噪声、放射性物质等都会对孕妇健康产生不利，进而损害胎儿的身心健康，孕妇应避免长时间停留在此类不良环境中。

二、儿童期心理发展的特征及其心理卫生

儿童期心理发展的年龄阶段：婴儿期（出生至3岁）、幼儿期（3～6岁）、童年期（6～12岁）。

（一）婴儿期心理发展特点及其心理卫生

1．婴儿期心理发展的一般特点

（1）学会了独立行走，手的动作有了很好的发展：独立行走是婴儿发展的里程碑，它可以使活动更具有主动性、扩大认知范围、增加交往机会。随着手的解放，婴儿在成人的指导下逐渐尝试用手去摆弄各种物品和玩具，促进了各种感知觉的发展。

（2）言语能力获得很大的发展：婴儿期尤其是2～3岁时语言发展迅速，模仿能力非常强。

（3）开始了最初的游戏活动：游戏对婴儿来说是一件重要的事情，是他们了解宇宙的开始。婴儿游戏的目的在于运用感官来认知世界。游戏对婴儿有如下功能：①促进婴儿身心的健康与发育；②可增长婴儿的知识；③可培养婴儿的注意力及自信心；④可消除婴儿的紧张和焦虑。

2．婴儿期的心理卫生

（1）婴儿期是感知觉发展的宝贵时期：注意孩子走、跑、跳、转身、翻滚等基本动作的训练，

以促进感觉器官的不断增强，并关注孩子的注意力、意志力、情感等心理品质的发展。

（2）注意语言锻炼：利用与孩子交往的一切机会让他多听，多利用物体、玩具、图片等生动的物体训练；引导孩子多说完整的简单句子；不要强迫孩子说话，让孩子在轻松愉快的情景中发展语言能力、培养学习语言的兴趣。

（3）保证婴儿充足的营养和睡眠，关注婴儿的情感需要，建立安全型的母婴依赖关系。

（二）幼儿期心理发展特点及其心理卫生

幼儿期的年龄段是3～6岁，或称学前期，是上幼儿园的时期。

1. 幼儿期心理发展的一般特点

（1）思维的发展：幼儿思维以具体形象性为主要特征。这时幼儿的思维可以逐渐摆脱对动作的依赖，而主要凭借事物具体形象或表象来进行。

（2）情感、意志的发展：幼儿的社会情感开始发展。例如，幼儿的道德感在成人对自己或别人的行为进行评价和教育下开始形成。幼儿初步知道了一些行为规范，并且对违反这些行为规范的儿童产生反感的情绪；幼儿各种意志品质，如坚持性和自制力有所显露，但由于控制能力还很薄弱，这些意志品质还有待提升。

（3）个体的自我意识开始萌芽：幼儿自我意识还比较笼统、模糊，他们还不会独立观察自己的内部世界，只能按照成人对自己的评价来认识自己。

2. 幼儿期的心理卫生

（1）丰富幼儿的游戏活动：幼儿在游戏中学习，在游戏中成长。游戏对幼儿的心理发展起重要的影响作用，是幼儿期的主导活动。通过多种形式的游戏，幼儿各种运动协调能力、认知能力、情绪表达和控制能力、人格都会得到很好的锻炼。

（2）正确对待幼儿的无理取闹和过失，锻炼培养幼儿的独立生活能力：父母要为幼儿提供独立行为锻炼的机会，要大胆让幼儿去实践，父母可给予帮助、鼓励，切不可因为孩子做不好或溺爱孩子，就代替孩子做他们自己应做的事情。

（3）促进幼儿情绪与情感的发展：幼儿期是情绪与情感发生、发展的重要时期。幼儿由以前简单的肤浅情绪反应，开始出现比较复杂的情感和内心体验，家长要注重培养幼儿良好的情感活动，告诉他们应该喜欢什么、不喜欢什么，促使幼儿逐渐产生最初的责任感。

（三）童年期心理发展特点及其心理卫生

童年期的年龄段是6～12岁，是儿童开始进入小学学习的时期，是为一生的学习活动奠定基础知识和学习能力的时期。这一时期是儿童心理发展的一个重要转折阶段。

1. 儿童期心理发展的一般特点

（1）心理活动的随意性、自觉性发展：进入小学后，在学习的过程中，注意、观察、记忆和思维能力的随意性不断得到发展，心理活动的自觉性也逐步发展起来。

（2）思维过程从形象思维向逻辑思维过渡：幼儿认知事物以具体形象为主导，随着年龄增长，儿童大脑神经系统不断完善，通过学习掌握的知识经验越来越多，概括能力逐渐提高。

（3）社会化水平不断发展：主要表现在逐渐脱离对父母的依赖，而逐步转向同伴关系。与此同时，着重以同伴的评价为依据形成自我评价，在与同伴交往中促进社会化的发展。

2. 童年期心理卫生

（1）鼓励儿童进行正确的学习活动：儿童具有强烈的好奇心和求知欲，应采用适合儿童特性的教育方式，正确地诱发儿童的学习动机，培养学习兴趣和坚强的意志，教给他们科学的学习方法，养成自觉学习的良好习惯等，从而促进儿童的心理发展。

（2）促进社会化的发展：儿童期社会化发展，从对父母的依赖到自己独立，其实就是儿童学会处理人际关系的过程。儿童要适应自己所在的集体，就要有适应各种人际关系的能力，学会遵守一定的集体行为准则和独立处理各种问题的能力。

（3）引导儿童形成健康的心理与行为：童年时期，如果教育不当，常容易出现许多不良心理行为。儿童的模仿力增强，很容易被新奇事物所诱惑，也可能会沾染一些不良行为，如说谎、逃学、偷窃等。成年人要敏感地发现儿童的不良心理行为，同时又能抓住儿童的心理特点，循循善诱，正确引导其健康发展。

三、青春期心理发展的特征及其心理卫生

心理学上称青春期为“心理断乳期”。青春期是个体由童年向成人过渡的时期，年龄为 12～16 岁。青春期是心理发展的重要转折期。

1．青春期心理发展特征

（1）脑功能基本健全：青春期的大脑神经系统迅速发育，脑功能基本健全，抽象思维能力提高，理智感和自控能力增强。

（2）自我意识增强：自我意识的觉醒和发展是青春期心理发展的一个非常显著的特点，它对自身个性意识的形成发展甚至今后的人生观、价值观的形成具有重要意义。

（3）情感逐渐丰富：青春期的个体情感强烈而丰富，感情不稳定，容易冲动，极易受到外界环境的影响。

（4）性心理开始萌芽：随着身体第二性征的发育，青春期个体的性意识开始觉醒，对异性的好奇开始转化为对异性的眷恋和向往。

2．青春期心理卫生

（1）加强人生观形成过程中的正确引导：学会调节人际关系，引导其正确处理依赖与独立、理想与现实的关系。

（2）促进自我意识的健全和发展：青少年应广泛地与他人交往，积极参与各项活动，在人际交往和活动中了解自己的性格、能力，学会冷静理智地自我反思，正确认识自己，不断完善自己。

（3）积极开展性健康教育：性健康教育对青少年的成长具有导向性的作用，可以帮助青少年树立健康正确的人生观、价值观和恋爱观，形成良好的人格，平稳度过青春期的关键时期。

四、青年期心理发展的特征及其心理卫生

青年期也称为成年初期，年龄为 17～35 岁，青年期是人生的黄金时期。人的生理发展趋于平缓并走向成熟，同时思维水平也逐渐成熟，独立自主性日益增强。

1．青年期心理发展特征

（1）认知能力、情感和人格发展日趋完善：青年期由于大脑功能的不断完善，生活空间的扩大，社会实践活动的增多，其认知能力获得了长足发展。抽象逻辑思维能力逐步占据主导地位，思维的独立性、批判性、创造性显著提高。个人情感和人格发展日趋完善，已初步具备了成年人的思维能力，并富于想象力。

（2）自我意识发展、独立自主性日益增强：青春期个体具有自我中心倾向，而青年期个体将注意力集中到发现自我、关心自我的存在上来，对周围人给予的评价非常敏感和关注，自我评价易发生动摇，评价别人时也常带有片面性、情绪性和波动性。

（3）亲密感的建立：青年期的主要任务就是建立亲密感，依恋的对象由亲人、朋友逐步变为

人生伴侣，缺乏这种亲密感就会孤独。

2．青年期心理卫生

（1）树立正确的择偶观，处理好恋爱和婚姻问题：每个人的价值观不一样，择偶观也不同，择偶时应外在标准与内在标准相结合考虑。注意将性科学知识教育与伦理道德教育相结合，促使他们性意识发展走向健康的道路。

（2）增强择业意识的自主性，促进和完善职业生涯规划：选择职业或专业需要考虑自己的兴趣、能力和性格特点，避免以后对职业产生倦怠感。

（3）提高交往能力，正确处理各种人际矛盾：步入社会后，青年需要面对的人际关系比单纯的学生时代要复杂得多。因而，学习一些人际交往的技能，提高人际交往能力，对于青年人适应社会是有帮助的。

五、中年期心理发展的特征及其心理卫生

中年期是指 35～60 岁。

1．中年期心理发展特征

（1）智力发展的成熟期：中年期个体能进行逻辑思维和理智判断，具备独立观察问题、解决问题的能力。

（2）心理素质的稳定期：中年人的人格特质保持相对更稳定，人格变得也越发成熟，不再容易冲动。

（3）社会角色的复杂期：中年人由于社会角色的增多、人际关系的不断改变、工作和工作环境的变动等，精神紧张，心理压力更大。

（4）不可避免的更年期：个体由中年向老年过渡过程中生理变化和心理状态明显改变。更年期年龄在 50 岁左右，女性更年期早于男性。更年期是人生进入衰老的起点，同时又称为人生的“第二个青春期”。

2．中年期心理卫生

（1）保持和谐的人际关系，妥善处理各种矛盾：中年人不论在社会还是家庭中，都要遇到多种人际关系和各种矛盾，要用正确的思维和方法，提高交往技能，建立良好的社会支持系统。

（2）培养豁达的人生观，战胜中年危机：保持乐观平和、积极向上的心态，通过锻炼、阅读、旅行、社交、发展兴趣爱好等途径来进行情绪疏导和自我调适，顺利度过中年危机。

（3）更年期的心理卫生：对处在更年期的人进行宣传和教育，更年期的到来是符合人生客观规律的过程，并对由于年龄关系而引起的生理改变和心理变化做出合理的解释，以消除不必要的紧张和疑虑。

六、老年期心理发展的特征及其心理卫生

老年期也称为成年晚期，指 60 岁至死亡这一阶段。

1．老年期心理发展特征

（1）感知觉能力下降：视觉、听觉、味觉、嗅觉、皮肤觉等能力减退。

（2）记忆能力减退：老年人的记忆特点是近事容易遗忘，而远事记忆尚好。速记、强记虽然困难，但理解性记忆、逻辑性记忆常不逊色。

（3）情绪变化大：由于生理老化、社会角色改变等主客观原因，老年人的情绪趋向不稳定，常表现为易兴奋、易激怒、喜欢唠叨、紧张害怕、孤独寂寞、失落及抑郁焦虑等。

（4）疑病心理：老年人由于生理功能的退化，身体生病或不舒服都是自然规律。但有些老年人，凡自己患了一种病或出现一种症状，常表现出高度的敏感、关切和紧张，周而复始地为莫须有的症状焦虑不安、恐惧、悲观。

（5）退休综合征：老年人由于退休后不能适应新的社会角色、生活环境和生活方式的变化而出现焦虑、抑郁、悲哀、恐惧等消极情绪。

2. 老年期心理卫生

（1）接受现实，保持积极乐观的心态：老年人要勇于承认并接受现实，面对现实能够正确对待、泰然处之，保持乐观愉快的情绪，心向朝外不闭塞。

（2）要正确对待疾病，树立战胜疾病的信心：老年人要充分意识到生老病死的自然规律是不可抗拒的，进入老年期后生理和心理功能都趋于衰退，对待疾病要以“既来之则安之”的心态，科学、乐观地战胜它，切不可胡思乱想。

（3）注重交往，与人和谐相处：老年人应以助人为乐为本，有自知之明，不要倚老卖老、发号施令，互敬互助，保持良好人际关系。

（4）培养兴趣爱好，丰富晚年生活：老年人应坚持和培养各种兴趣和爱好，把闲暇的生活时间安排得饶有乐趣、丰富多彩。

第3节 社区心理卫生

一、社区心理卫生的定义

社区心理卫生是指应用社会心理学的理论、研究方法和预防医学等医疗技术，对社区范围内的全体人口，用科学的方法，促进其心理健康，提高个体承受挫折和适应社会的能力，从而减少心理和行为异常问题。

二、社区心理卫生工作的原则

（一）综合性

社区心理卫生工作具有很强的综合性，必须将促进心理健康水平和预防、治疗心理疾病综合考虑，把握各个不同阶段的特点及相互之间的影响。

（二）层次性、连续性

社区心理卫生工作是针对不同服务对象的心理健康展开的活动，为他们提供咨询、预防、治疗等连续性服务，具有层次性和连续性。

（三）协调性、参与性

社区心理卫生工作具有很强的协作性，仅依靠少数专业人员难以取得满意效果，需要工作人员与卫生系统、社区其他系统有效沟通和协作，充分调动全体社区居民的参与，才能获得预期目标。

三、社区心理卫生服务的工作范围及要求

（一）社区心理卫生服务的工作范围

我国社区精神卫生服务工作，是从 1958 年在南京召开的全国第一次精神病防治工作会议之后开始的，会议上提出了“积极防治，就地管理，重点收治，开放治疗”的工作方针，有力地推进了社区精神病防治和康复工作的发展。

社区心理卫生工作的内容中包含了精神疾病的三级预防工作，即一级预防（病因学预防），健康危害发展期的二级预防（早发现、早治疗），健康危害发生后期的三级预防（防残疾及康复工作）。因此，心理卫生的护理工作应面向所有社区人群开展全方位的心理卫生服务，包括一些拒绝就医的患者。

1. 社区医疗护理　为拒绝住院治疗的患者提供医疗护理服务，既可以预约出诊，也可以设立家庭病床，必要时随时出诊。社区住院部可收治症状明显、家庭照顾有困难的患者，护理人员承担对患者的各项治疗护理工作。对存在情绪、行为障碍或心理障碍的社区成员也应给予及时的咨询或指导，帮助他们度过危机。

2. 社区精神康复　康复的最终目标是尽可能恢复各种功能而回归社会，并在社会上、心理上、躯体上和经济上恢复患者独立性的最高水平。通过在社区组织的各项康复措施，使精神病患者的社会功能得以最大程度恢复，从而预防精神残疾的发生，或使精神残疾降到最低程度。例如，组织恢复期患者在社区参加工疗站、康复站、福利工厂或农场的工作或劳动，并在专业人员的指导下进行药物、心理、生活行为、学习行为、社交技能及就业技能等方面的康复训练。这种康复活动或工作不仅能够改善患者的精神状态，也能促进他们早日回归社会。

3. 社区心理卫生宣教　普及心理卫生的科学知识，纠正旧传统观念，破除迷信，抵制巫医，正确对待精神疾病与精神疾病患者，并做到早期发现、早期治疗精神疾病。早期发现、早期治疗是预防精神残疾的重要途径。心理卫生科普宣传的对象应包括患者及家属、邻居、同事、社区领导干部等，可利用各种形式如电视、广播、报纸、墙报等，做到有计划有组织地系统宣传，来提高个体的适应能力，保护高危人群，如老年人群、青春期少年、高危儿童、某些问题家庭等。

4. 社区心理卫生研究　在开展社区心理卫生工作的同时，还应重视社区心理卫生的研究工作，根据工作需要或社会发展的状况选择合适的课题，广泛深入地研究社区心理卫生工作的特点，解决工作中的难题，提出新的思路和方法，从而促进社区心理卫生工作的全面发展。

（二）社区心理卫生服务的要求

1. 职业道德水准高　社区心理卫生工作是一项涉及千家万户的细致工作，也是与社区中的弱势人群经常打交道的困难工作，这就要求护理人员应具有良好的职业道德和敬业精神。

2. 业务工作熟练　精神疾病的病情复杂多变，其致残率相对较高，治疗与护理也比较困难，所以对从事这项工作的人员来说，就必须具有扎实的业务理论知识和熟练的操作技能。

3. 组织管理能力强　社区心理卫生服务与街道、居委会或村镇、家庭等密切相关，社区护理人员要经常和这些部门的人员打交道。因此，社区护理人员应具备一定的组织管理能力、协调能力，通过协调各个方面和各种人员之间的关系，增加相互之间的沟通，调动一切积极因素为社区心理卫生工作服务，做好社区心理卫生管理工作。

4. 以人为本　护理活动要体现对患者的尊重与爱护，并能促进他们早日恢复健康。与此同时，还要指导服务对象正确地认识自己和他人，鼓励他们改正不良的生活方式和行为习惯，激发他们维护自己身心健康的潜能。

小　结

心理卫生也称精神卫生，它是关于保护与增强人的心理健康的心理学原则与方法。心理卫生不仅能预防心理疾病的发生，而且可以培养人的性格，陶冶人的情操，促进人的心理健康。

心理卫生的内容是十分广泛的。不同年龄阶段，有不同的心理特点，心理卫生的内容也不尽相同。人在不同年龄阶段，各有一定的生理特点与心理特点，并且出现与之相联系的心理问题。

根据不同年龄阶段的身心特点，有效地预防一些心理冲突的发生，及时解决一些心理问题是个体心理卫生的主要目标。

自 测 题

一、单项选择题

1．下列哪一项不属于心理健康的标准（　　）

A．认识自我、悦纳自我

B．情绪积极稳定

C．和谐的人际关系

D．稳定的工作

E．具备良好的环境适应能力

2．心理卫生应从何时抓起（　　）

A．胎儿期　　B．婴儿期

C．幼儿期　　D．儿童期

E．中年期

3．在心理学上被称为“心理断乳期”的是（　　）

A．幼儿期　　B．童年期

C．青春期　　D．青年期

E．中年期

4. 下列哪一项不属于维护中年期心理健康的措施（　　）

A．保持良好的心态

B．促进社会化的发展

C．培养豁达的人生观

D．加强更年期的宣传和教育

E．积极适应环境

5. 下列哪一项不属于老年人心理变化的特征（　　）

A．感知觉、记忆能力减退

B．疑病心理

C．日常生活能力下降

D．情绪变化明显

E．性格发生变化

6. 下列哪一项不属于社区心理卫生服务的要求（　　）

A．职业道德水准高

B．业务工作熟练

C．以人为本

D．网络发展程度高

E．组织管理能力强

二、简答题

1. 儿童期的心理发展特征及其心理卫生的内容有哪些？

2. 青春期的心理发展特征及其心理卫生的内容有哪些？

3．社区心理卫生工作的原则有哪些？

（王　宁）

第 5 章 心理防御与心理应激

随着人类物质文明的不断发展，疾病谱已由过去以感染为主要病因的疾病，转变成为以生活压力、不良情绪和不健康的生活方式等社会心理因素为主要病因的疾病。因此，应激与心身疾病已成为医学、心理学、生理学等学科研究的焦点。

第1节 挫折与心理防御机制

一、挫 折

（一）挫折的概念及挫折的原因

1．挫折的概念 挫折是个体在实现既定目标的过程中，遇到无法克服的障碍，不能实现预期目标，所引起的个体认知偏差和情绪反应，如失望、自责、紧张、焦虑、抑郁与沮丧等。

2．挫折的原因

（1）内在原因：如生理因素和心理因素。个体因先天或后天的原因导致的一些生理缺陷是阻碍目标实现的生理性因素；个体的性格特点、智力水平等是引起挫折的心理性因素，而个体的兴趣爱好、理解力、判断力和观察力等特点对预期目标的达成起着十分重要的作用。

（2）外在原因：如自然因素和社会因素。环境的变化、自然灾害及时间和空间因素都是阻碍动机实现的自然因素。而个体的社会地位、经济地位、家庭环境及家庭成员间的关系等，都可成为阻碍实现预期目标的社会因素。另外，宗教信仰、文化背景等也是引起挫折的一些不可忽视的因素。

（二）影响耐受挫折的因素

挫折是一种主观感受，影响耐受挫折程度的因素主要有两个方面。

1．抱负水平 是指一个人对自己所要达到的目标规定的标准。规定的标准高，抱负水平就高；反之，则低。抱负水平高的人要比抱负水平低的人更容易体验到挫折，如有两位考生，甲发誓要考上重点大学，而乙对考专科都信心不足，结果两人同时被普通大学录取，乙认为是成功而欣喜若狂，甲则认为是失败而感到挫折。

2．挫折容忍力 是指个人承受环境压力或经得起挫折的能力。挫折容忍力低的人遇到轻微的挫折就意志消沉、颓废沮丧、一蹶不振甚至人格分裂，而形成行为失常或心理疾病。挫折容忍力高的人，能忍受重大的挫折，坚韧不拔、百折不挠，保持心理平衡。一个人的挫折容忍力与下列因素有关：

（1）遗传及生理条件：神经系统类型属于强、平衡、灵活性高的人比弱型的人容忍力要强，身体强壮的人比体弱多病者容忍力要强。

（2）社会经验：容忍力是个体在后天生活过程中为适应环境而习得的能力之一，和其他心理品质一样可以通过学习和锻炼而获得提高。有两种人的挫折容忍力较强，一种是在生活道路上历尽艰辛的人，在同逆境的搏斗中提高了自己应对环境、战胜困难、摆脱挫折情境的能力；另一种是有教养或修养好的人，从小受到良好的家庭和学校教育，受到一定的社会训练，形成了坚强的性格，学会了处理挫折的技巧。反之，挫折容忍力差的也有两种人，一种是从小受到过分保护和溺爱，在生活中很少或从未受过挫折，一帆风顺的人；另一种是从幼儿时期以后就缺乏爱抚，受到不断发生的挫折情境困扰，压力太大，因而变得冷漠、孤独和自卑的人。

（3）认知因素：即个人对挫折的主观判断。不同的人对相同的挫折情境所产生的主观心理压力不尽相同，因为他们对挫折情境的认识不同。一个心理健康的人，应能在生活经验中体验到挫折是现实生活中的正常现象，不必逃避，也无法逃避，应该面对现实，并在可能的范围内予以克服，能忍受挫折的打击而保持自身人格完整与心理的平衡，这是适应力好和心理健康的标志。

二、心理防御机制的概念及分类

（一）心理防御机制的概念

心理防御机制又称心理防御反应，是指个体处于挫折与紧张情境时，为解脱烦恼、减轻内心不安，以恢复情绪平衡与稳定的一种适应性应对。它与人的认知评价有关。

心理防御机制有两种作用：一种是积极的作用，它虽只能暂时地减轻心理症状，不能从根本上解决问题，但可使个体有更多的机会去寻找应对挫折更为有效的方法；另一种则是消极的作用，使个体依赖于心理防御，逃避现实，而不能学会有效地解决问题。

（二）心理防御机制的分类

根据心理防御机制在个体心理发展中出现的早晚和其特征，可分为以下几种。

1．自爱的防御机制　在婴儿早期个性发展中被使用，具有婴儿不能区分自我与客观现实间的界限，以自我为中心的特点。正常人偶尔使用，精神病患者则常极端使用，包括否认、曲解、投射、同一化等。

2．幼稚的防御机制　又称不成熟的防御机制，多发生在幼儿期，有时也被成人采用，包括退化、幻想、摄入等。

3．精神症性防御机制　在青年后期使用。成人神经症患者应用较多，包括转移、隔离、合理化、反向、抵消、理想化、补偿、潜抑等。

4．成熟的防御机制　在个体个性成熟之后使用，包括升华、幽默等。

（三）常见的心理防御机制

1．否认作用　否认的含义是把已经发生但又不愿接受的痛苦事实加以否定，当作根本没有发生过，以减轻心理负担，是一种比较原始而简单的心理防御机制。被否认的东西是令自己过分难堪而不愿正视的事实，或是心理上有威胁或能引起冲突的事物。如濒死患者在心理反应上都有一个否认阶段，“这不可能，我怎么能得这样的病呢？会不会是检查结果出错了？”，“掩耳盗铃”和“眼不见为净”也是运用了否认机制。

2．投射作用　又称外投射，是指个体将自己内心某些不能为社会规范或自我良心所接受的感觉、态度、意念、欲望等，转移到别人身上或外部世界，把自己受到挫折的原因完全归咎于他人，以掩饰、逃避或减轻内心的不安和痛苦，以此保持心境的安宁，如“以小人之心度君子之腹”及“我见青山多妩媚，料青山见我应如是”。

3．合理化作用　又称文饰作用，即个体的目标或行为表现不符合社会规范时，为避免或减低焦虑或维持自尊，给自己的行为一种“合理化”的解释。虽然这理由常常是不正确的，在旁观者看来是不客观或不合逻辑的，但本人却通过强调这些理由去说服自己，以避免精神上的苦恼，是现实中最多见的一种心理防御机制。

合理化有两种典型，一是“酸葡萄心理”，认为自己得不到的东西就是不好的，是不值得关注和争取的，以冲淡内心的欲望和不安；二是“甜柠檬心理”，即反复强调凡是自己的东西都是好的。

4．反向作用　指由于社会道德或行为规范的制约，将潜意识中某种不能直接表达的欲望和冲动，以完全相反的方式表现出来，使其外在行为与内在动机正好相反。是以“矫枉过正”的形式处理一些不能被接受的欲望与行为，如“此地无银三百两”等。

5. 转移作用　又称“置换”，是指当人们遭遇挫折时，因对造成挫折的对象无法或无力进行攻击，便在潜意识中把它转移到另外的人或物上，如“踢猫效应”和“借题发挥”等。

6. 潜抑作用　是指不能被意识层所接受的冲动、欲望、情感体验等压抑到潜意识领域，以保持心灵的安静，这是心理防御机制最根本的方式。生活中人们经常将痛苦的事情“遗忘”，这种遗忘并不是真正的遗忘，而是把这些痛苦的经历转入潜意识层，从而避免了触及此事而引起痛苦。

7. 补偿作用　是指个体因生理上或心理上的缺陷而感到不适时，企图用种种方法来弥补这些缺陷，以减轻不适感，如盲人的触觉、听觉敏锐。过分的补偿会导致精神的变态，如一个懦弱自卑的人可一反常态变得好斗，富于攻击性、狂妄自大。

8. 抵消作用　是指以某种象征性活动或事情来抵消已经发生的和不愉快的事情，补救心理上的不适与不安。例如，无意之中做了对别人不礼貌的举动，赶快说“对不起”或“请原谅”。

9. 升华作用　是心理防御机制的一种积极形式。人原有的行为或欲望如果直接表现出来，可能会受到处罚或产生不良后果，但如果能将这些行动或欲望导向比较崇高的方向，使之具有建设性，能被社会认同和接受，有利于社会和个人的发展。升华作用一方面转移和实现了原有的情感，达到内心的平衡，另一方面创造了积极的价值，如歌德因失恋而写下了《少年维特之烦恼》，司马迁受到宫刑，更坚定了编撰《史记》的决心。

10. 幽默作用　也是心理防御机制的一种积极形式。幽默可以化解尴尬和难堪，使自己摆脱困境又无伤大雅，利于身心健康。歌德曾路遇一地痞不给让路，地痞说：“我不给傻子让路！”歌德退避在路旁说：“我正好相反。”幽默的力量是巨大的，运用合理，既体现了智慧，又摆脱了尴尬，还可避免不必要的冲突。

知识链接　**狐狸和葡萄的故事**

饥饿的狐狸看见葡萄架上挂着一串串晶莹剔透的葡萄，口水直流，想要摘下来吃，但又摘不到。看了一会儿，无可奈何地走了，他边走边安慰自己说：“这葡萄没有熟，肯定是酸的。”这是一种合理化的心理防御机制。

第2节　心理应激

一、心理应激的概念

应激是个体对环境威胁和挑战的适应与应对过程，其结果是适应或不适应。应激是个体与环境刺激相互作用的结果。

心理应激是指个体在察觉需求和满足需求的能力不平衡时，倾向于通过心理生理反应，产生适应和应对的过程。

个体在遇到挑战时，不可避免地伴随着应激。应激具有双重性，适当强度的心理应激不仅可以提高机体的警觉水平，促进人们对环境的挑战，而且可以提高人们适应生活的能力，促进身心健康。当刺激的反应过强、过程过长而超出个体的承受能力时，则影响身体健康。目前，在心身疾病的发病与发展过程中，心理应激是一个非常关键的环节，且已成为心身医学研究的重要课题之一。

二、心理应激过程

心理应激是一个过程，它包括了应激源、中介机制、应激反应和反应结果四部分。

（一）应激源

应激源又称为生活事件，是指日常生活中经常面临的各种各样的问题，是造成心理应激并可能进一步影响个体健康的刺激源。主要的应激源有以下几种。

1. 躯体性应激源　是指作用于人的机体，直接产生刺激作用的刺激物。包括各种理化和生物学刺激物，如高温或低温、电击、辐射、强烈的噪声、损伤和疾病等。

2. 心理性应激源　是指导致个体产生焦虑、恐惧和抑郁等情绪反应的各种挫折和冲突。因此，挫折和冲突是最重要的心理应激源。

挫折和冲突是有联系的，冲突也是造成挫折的原因之一，但两者有区别，冲突必须有两个以上的目标，而挫折可以仅有一个目标；冲突往往发生在目标已经形成但尚未付诸行动时，而挫折发生在为实现目标采取的行动过程中。

3. 文化性应激源　主要来源于社会环境的改变，由语言、风俗习惯、信仰、社会价值观、生活方式、文化传统等社会文化环境的改变引起应激的刺激和压力，如出国留学、移民等。文化性应激源对个体的影响是持久而深刻的。

4. 社会性应激源　是指发生在个体周围并对个体社会关系、社会生活环境有影响的一切社会生活事件。社会性应激源范围极广，如社会动荡、经济收入、家庭结构变化、天灾人祸、战争等，社会性应激源是人类生活中最普遍的一类应激源，它与疾病的发生有密切的联系。

（1）应激性生活事件：生活事件是指生活中遭遇重大变故，可以扰乱人们的心理和生理稳态。英国学者霍尔姆斯等通过社会调查把人类社会生活中遭受到的生活变故归纳并划分为等级，编制了生活事件心理应激评定表，又称社会再适应量表（表 5-1）。该表列出了 43 种生活变化事件，并以生活变化单位（life change units，LCU）为指标加以评分，来表示生活事件的作用强度。霍尔姆斯等提出，若 1 年 LCU 不超过 150，来年可能健康平安；LCU 为 150～300，则来年有 50% 的可能患病；LCU 超过 300，来年患病的可能性达 80%。

表 5-1　社会再适应量表

变化事件	LCU	变化事件	LCU
1. 配偶死亡	100	14. 家庭增加新成员（如出生、过继、老人迁入）	39
2. 离婚	73	15. 业务上的再调整	39
3. 夫妇分居	65	16. 经济状态的变化	38
4. 坐牢	63	17. 好友丧亡	37
5. 亲人死亡	63	18. 改行	36
6. 个人受伤或患病	53	19. 夫妻多次吵架	35
7. 结婚	50	20. 中等负债	31
8. 被解雇	47	21. 取消赎回抵押品	30
9. 复婚	45	22. 所担负工作责任方面的变化	29
10. 退休	45	23. 子女离家	29
11. 家庭成员健康变化	44	24. 姻亲纠纷	29
12. 妊娠	40	25. 个人取得显著成就	28
13. 性功能障碍	39		

续表

变化事件	LCU	变化事件	LCU
26. 配偶参加或停止工作	26	35. 宗教活动的变化（远多于或少于正常）	19
27. 入学或毕业	26	36. 社会活动的变化	18
28. 生活条件变化	25	37. 少量负债	17
29. 个人习惯的改变（如衣着、习俗交际等）	24	38. 睡眠习惯变化	16
		39. 家人相聚次数改变（如：变多或变少）	15
30. 与上级矛盾	23	40. 饮食习惯变化	15
31. 工作时间或条件的变化	20	41. 休假	13
32. 迁居	20	42. 圣诞节	12
33. 转学	20	43. 微小的违法行为（如违章穿过马路）	11
34. 消遣娱乐的变化	19		

生活事件与健康密切相关，如过度紧张的学习、工作等均会使情绪焦躁，持久不协调的人际关系也会导致人们的心身问题，进而影响健康。生活事件的致病性与它的性质有关，某些伴有心理上丧失感的重大生活事件，如重要家庭成员的死亡等对健康的影响最大。生活事件的数量也决定其对健康的影响程度，如个体在一定时期内连续遭受多种严重生活事件，即事件“叠加”会严重影响人们的健康。

（2）日常生活中的困扰：人们在生活中所面临的应激并不一定都涉及重大生活事件，更多的是轻微而频繁的影响。有学者将此类应激源称为日常生活困扰或微应激源，编制了“困扰量表”来测定上一个月中引起困扰的日常事件（表 5-2）。

表 5-2　日常困扰与振奋

这一条给您带来多少烦恼						这一条给您带来多少高兴				
0	1	2	3	4	您的孩子	0	1	2	3	4
0	1	2	3	4	在家的时间	0	1	2	3	4
0	1	2	3	4	性生活	0	1	2	3	4
0	1	2	3	4	同事	0	1	2	3	4
0	1	2	3	4	工作负荷	0	1	2	3	4
0	1	2	3	4	聚会受限	0	1	2	3	4
0	1	2	3	4	经济宽裕程度	0	1	2	3	4
0	1	2	3	4	您的仪表	0	1	2	3	4
0	1	2	3	4	气候	0	1	2	3	4
0	1	2	3	4	您的邻居	0	1	2	3	4
0	1	2	3	4	烹饪	0	1	2	3	4
0	1	2	3	4	家庭宴会	0	1	2	3	4
0	1	2	3	4	自由支配时间量	0	1	2	3	4

研究结果表明，频繁困扰对躯体健康的预测优于重大生活事件，“困扰量表”的得分与心理

症状的程度呈正相关，即困扰越大，心理症状越多，其得分与躯体健康也有类似相关性。

3．与工作有关的应激源 现代社会中，职业人群是重要的社会组成部分，因此，人们的生活与日常困扰有许多是与工作有关的。与工作有关的应激源又称为职业应激源，是指劳动环境中影响劳动者心理、生理稳健的各种因素的综合。包括劳动条件、工作负荷、工作气氛、职业性人际关系、职务职称升迁等。

（二）中介机制

同样的应激源在不同的时间或遇到不同的个体时会出现不一样的应激反应。这是因为在应激源和应激反应之间存在着一些中介影响因素，这些因素包括认知评价、应对方式、心理防御机制、社会支持和个性特点等。

1．认知评价 是指个体从自身的角度对遇到的生活事件的性质、程度和可能的危害做出的评估。对同样的生活事件，认知评价不同，引起的应激反应也截然不同，它是影响应激反应产生和强弱程度的最重要的因素。

2．应对方式 是指个体在处理来自内部或外部的、超过自身资源负担的生活事件时所作出的认知和行为的努力。它是应激事件和应激心身反应的重要中介影响因素。

3．心理防御机制 是无意识地采取的应对应激情境的一种手段，它具有双重意义：积极的意义和消极的意义。

4．社会支持 指个体可利用的外部资源，即来自社会各方面包括家庭、亲属、朋友、同事、伙伴、党团、工会等个人或组织所给予的精神上的和物质上的帮助与支援。社会支持具有维护健康和预防疾病两大基本功能。

5．个性特点 与生活事件、认知评价、应对方式、社会支持和应激反应等因素之间都存在密切的相关性。

（三）应激反应

当个体察觉到应激源的威胁后，就会产生各种生理、心理的变化，这些变化称为应激反应。

1．生理反应 在应激条件下，机体必然会有不同的生理反应，这种反应体现在机体对应激的适度调节活动，又是在某种情况下导致疾病的生理基础，因为这些反应有助于机体对抗应激源所造成的变化，恢复内稳态。如果它们过于激烈、持久，便会导致躯体疾病。

知识链接 **应激反应**

1936年加拿大病理生物学家塞里首先提出应激反应理论。他在研究中发现，失血、感染、中毒、冷热及心理冲突等都会产生诸如心跳加快、血压升高、呼吸频率变快、血糖升高等全身的生理生化变化，并将此非特异性反应称为“全身性适应综合征”，即应激反应。

关于应激状态下的生理反应，塞里将其分为以下三个阶段。

（1）警觉阶段：指当机体受到伤害性刺激之后，会产生生理生化一系列变化，进行体内动员和防御，体内能量重新分配的自我保护过程。主要表现为肾上腺活动增强，心率和呼吸加快，血压增高，出汗、手足发凉等现象。

（2）阻抗阶段：如果应激源继续存在，处在应激状态下，体内神经系统和内分泌系统产生变化，应激激素分泌增加，引起血糖升高、蛋白质和脂肪代谢增快等反应。大多数情况下，应激只引起这两个阶段的变化，即可达到适应，机体功能恢复正常。

（3）衰竭阶段：如果应激源持续存在，或出现新的应激源，阻抗阶段延长，机体抵抗能力已达极限，随之迅速崩溃。机体最终将进入衰竭阶段，此时，很容易出现各种疾病或严重功能障碍，导致全身衰竭，直至死亡。

2．心理反应

（1）认识反应：轻度应激状态有助于增强感知，活跃思维，提高认识能力。但应激过强，则对认识活动产生不良影响，如认知能力下降、注意力不集中、判断是非能力下降、自信心不足和自我评价能力降低等。

（2）情绪反应：是应激最主要的心理反应，如产生焦虑、恐惧、愤怒和抑郁等情绪反应。焦虑是心理应激中最常见的一种心理反应。

3．行为反应　伴随着应激的情绪、认知等反应，个体的外在行为也会发生一定变化，如应激状态下个体可表现为“搏斗”或“逃跑”两种类型。此外，还有一种既不“战”也不“逃”的行为，称为退缩性反应，表现为归顺、依附、抑制与讨好，多与保存实力和安全需要有关，具有一定的生物学与社会学意义。

（四）反应结果

应激反应会产生两种结果，适应与适应不良。适度的心理应激对人的健康和功能活动有促进作用，使人产生良好的适应；长期超强度的应激则使人难以适应，出现适应不良，最终会损害人的身心健康。

三、心理应激与健康

（一）心理应激对健康的积极影响

1．适度的心理应激是人成长和发展的必要条件　早年的心理应激经历，可以丰富个体应对资源，提高在以后生活中的应对和适应能力，更好地耐受各种紧张性刺激物和致病因素的影响，因此，适度的心理应激对人的成长和发展是非常重要的。

2．适度的心理应激是维持人正常功能活动的必要条件　人离不开刺激，适当的刺激和心理应激有助于维持人的生理、心理和社会功能。

（二）心理应激对健康的消极影响

长期的或强烈的应激反应会引起心身疾病和心理障碍。心理应激下的心理和生理反应，特别是较强烈的消极反应，可加重一个人已有的疾病或造成复发。

四、护理工作中的常见应激源

大量研究结果表明，护理工作具有较高的应激危险性，护士应激水平通常高于其他医技人员及一般人群，持续高水平应激对护士的心身健康和工作质量有显著的影响。护理工作常见的应激源有以下几种。

（一）与护理工作性质有关的应激源

护理工作要求护士密切接触患者和患者家属，对患者的健康负有重要责任，患者病情变化较大，不确定因素较多，护士必须及时观察病情并迅速作出护理处理，而工作难度越大应激刺激强度越高。护理工作范围广，护士既是患者的治疗执行者，又是日常医疗活动的管理者，还是患者的生活照顾者和健康教育及心理疏导者，事无巨细，均须涉及，容易产生应激。

（二）与工作负荷有关的应激源

由于人们对医疗卫生服务的需求日益增长，护士数量相对不足，致使部分护士工作负荷过重。工作或心理负荷过重是引起护士应激的重要原因。

（三）与护理工作中人际关系有关的应激源

护理工作中的人际关系主要包括护士与患者的关系、护士与患者家属的关系、同事之间的关系、护士与医生之间的关系等。工作关系越复杂，角色冲突越明显，应激强度越大。

（四）与对护士期望有关的应激源

人们把护士誉为“白衣天使”，对他们寄予厚望。然而，在实际工作中护士并不能满足所有患者的每一个期望。由于护理教育的不到位，导致部分护士对为患者进行生活护理认识不足，走上工作岗位后，实际工作情境与内心“天使”的角色定位不符，落差过大，也是常见的应激源。

（五）与接触濒死和死亡患者有关的应激源

护士在处理濒死和死亡患者过程中会出现各种各样的复杂反应，其中常见的反应为丧失与忧伤。面对无数患者被病魔夺去生命，护士难免会有一种对自身价值否认的无可奈何、若有所失之感，继这种丧失而来的是痛苦的忧伤心境。

（六）与工作-家庭矛盾有关的应激源

在岗护士50%以上为已婚者，她们肩负工作与家庭的双重压力。护士工作中的负面感受有时会影响家庭生活的和谐气氛，而对家庭的责任和家务琐事难免消耗护士部分精力，增加工作压力，如果两者不能维持良好的平衡，就会出现矛盾，成为应激源。

第3节　心身疾病

一、心身疾病的概述

（一）心身疾病的概念

心身疾病又称心理生理疾病，是指以躯体症状为主，心理社会因素在疾病的发生、发展过程中起重要作用的一类躯体疾病。

（二）心身疾病的主要特征

1. 个体受心理社会因素刺激，通过情绪和人格等起作用而发病。
2. 必须具有躯体症状和与症状相关的体征，有明确的器质性损害。
3. 损害往往涉及自主神经所支配的组织或器官。
4. 大多数患者不了解心理社会因素在自身发病中的作用。
5. 区别于神经症和精神病。

二、心身疾病的预防及治疗原则

（一）心身疾病的预防

心身疾病是心理因素和生物因素综合作用的结果，因而心身疾病的预防也应同时兼顾心、身两方面；和其他躯体疾病一样，防止发病，预防复发，主要从以下两个方面进行预防。

1. 从个体方面来讲　需要培养良好的性格、保持良好的情绪；建立有效的心理防御机制，锻炼应对能力；形成良好的人际关系，增强自我保健意识，具有良好的求医行为。

2. 从社会方面来讲　一是做好家庭预防，以积极的态度去适应和解决各种实际问题，家人之间要严于律己、宽以待人、和睦相处；二是社会预防方面，要创造良好的工作环境，制定相应的规章制度，确保各种工作条件无损于健康，形成健康的社会风气，避免人为的精神创伤，个体间相互关照、相互照应，以良好的情感氛围确保每个人的身心健康。

在做好心身疾病预防工作方面，应关注重点人群：①具有明显心理素质缺陷的人，如有易怒、抑郁、孤僻及多疑倾向者应及早通过心理指导加强其健全个性的培养；②有明显行为问题的人，如吸烟、酗酒、多食、少动及 A 型行为等，应利用心理学技术指导其进行矫正；③对工作和生活环境里存在明显应激源的人，应及时帮助其进行适当调整，以减少不必要的心理刺激；④对某些具有心身疾病遗传倾向者，如高血压家族史或已有心身疾病的先兆征象者，注意加强心理预防工作；⑤对产生情绪危机的正常人，应及时对其加以疏导。

知识链接

弗里德曼与 A 型行为

20 世纪 60 年代初期，弗雷德曼对 3000 多名 31～59 岁的男性公民进行测试，并追踪观察至 70 年代，在被测试者中检查出冠心病患者 257 人，其中 70%的人具有以下特点：个性急躁、好胜心强、讲话速度快、声音洪亮好争辩、固执己见、富有攻击性和挑战性，情绪冲动、做事匆匆忙忙、时间观念强烈、不时看手表、连吃饭睡觉时也在思索问题。弗里德曼将这些易患冠心病的特征称为“A 型行为”。

（二）心身疾病的治疗原则

心身疾病的治疗方式包括心理治疗、药物治疗、其他治疗。对于心身疾病的治疗应在明确诊断的基础上，采取心身结合的治疗原则。在具体治疗时，则应各有侧重：①对于急性发病而又躯体症状严重的患者，应以躯体对症治疗为主，辅以心理治疗。②对于以心理症状为主、躯体症状为次，或虽然以躯体症状为主但已经呈慢性经过的患者，则可在实施常规躯体治疗的同时，重点安排好心理行为指导等各项工作。

三、临床常见心身疾病

心身疾病的种类很多，主要涉及受自主神经支配的器官与系统，临床上常见的心身疾病有以下几种。

（一）原发性高血压

目前认为，原发性高血压是一种某些先天性遗传因素与许多致病性增压因素和生理性减压因素相互作用而引起的多因素疾病，这些因素主要包括：遗传因素；高钠、低钾膳食；超重和肥胖；饮酒；精神紧张和其他因素。

（二）冠心病

冠心病是多种致病因素综合作用的结果。它是心脏冠状动脉粥样硬化导致心脏缺氧而引起的心脏病的简称，亦称缺血性心脏病。冠心病是中、老年人的常见病、多发病，严重危及人的健康乃至生命。

（三）癌症

癌症是一种严重危害人类健康及生命的常见病、多发病。在我国其发病率和病死率均有逐步升高的趋势。高发年龄在 35～54 岁，癌症长期居各类死因之首。

（四）消化性溃疡

消化性溃疡是指胃及十二指肠的慢性溃疡，在一般人群中，预期终身患病危险率可能高达 10%，研究表明，胃肠道功能和形态的完整与情绪状态密切相关。它是最能表现情绪的器官之一，当患者出现睡眠不足、精神疲乏、进食不定时，心理应激及抽烟等都可能引起消化性溃疡。因此，心理社会因素对本病的发生发展（特别是复发和严重并发症的发生）有相当重要的作用。

（五）支气管哮喘

支气管哮喘是一种常见的心身疾病，当患者遇到首次诱发其哮喘发作的场景时，即使没有相应的过敏源，患者也可能出现哮喘发作，一般此类患者依赖性强、较被动、懦弱而敏感，容易受情绪的影响。临床表现为发作性的带有哮鸣音的呼气性呼吸性困难，持续时间长短不一。对于产生 IgE 抗体者及有支气管过敏素质倾向者，心理因素更易促发哮喘发作。另外，母亲要求过高或溺爱的不良母子关系，也可导致支气管哮喘的形成。

（六）糖尿病

糖尿病的发病率在现代社会中呈持续增高的趋势。糖尿病是一组多因性疾病，一般认为是遗传因素和环境因素相互作用的结果，其中心理社会因素与糖尿病发病及病情变化关系密切。

小　结

挫折是在预期目标无法实现时，引起的个体认知偏差和情绪反应。当个体处于挫折与紧张情境时，在其内部心理活动具有解脱烦恼、减轻内心不安，以恢复情绪平衡与稳定的一种适应性倾向，即心理防御机制。

应激是个体与环境刺激相互作用的结果，心理应激是个体在生活适应过程中产生的关于环境要求与自身应对能力不平衡的认识所引起的一种心身紧张。应激一般包括应激源、认知评价等中间因素、应激反应三个环节。应激源主要有躯体性应激源、心理性应激源、文化性应激源和社会性应激源。

心身疾病又称心理生理疾病，是一类发病、发展、转归和防治都与心理社会因素密切相关的躯体疾病。临床上常见的心身疾病有原发性高血压、冠心病、癌症、消化性溃疡、支气管哮喘、糖尿病。

自　测　题

一、名词解释

1．心理应激　2．应激
3．应激源　4．心理防御机制
5．心身疾病

二、填空题

1．应激是_______与_______相互作用的结果。

2．应激一般包括_______、_______等中间因素、_______三个环节。

3．塞里将应激状态下的生理反应分为_______、_______、_______三个阶段。

4．应激源主要有_______、_______、_______和社会性应激源。

5．心身疾病的预防主要从_______、_______两方面入手。

三、单项选择题

1．属于心理性应激源的是（　　）
A．细菌　B．冷热
C．语言　D．挫折
E．信仰

2．心理应激下最常见的一种心理反应是（　　）
A．焦虑　B．恐惧
C．愤怒　D．抑郁
E．压抑

3．古诗云“我见青山多妩媚，料青山见我应如是”映衬的心理防御机制是（　　）
A．自居作用　B．投射作用
C．文饰作用　D．幻想作用
E．摄入作用

4．心身疾病是一类发病、发展、转归和防治都与（　　）因素密切相关的躯体疾病。
A．心理社会　B．心理学
C．生物学　D．社会学
E．生理心理

5．“酸葡萄心理”是一种（　　）心理防

御机制。

A．退化　　B．潜抑

C．否认　　D．合理化

E．同一化

6．最成熟的心理防御机制是（　　）

A．否认作用　　B．反向作用

C．抵消作用　　D．补偿作用

E．升华作用

7．出国留学给个体造成应激属于（　　）应激源。

A．身体性　　B．心理性

C．文化性　　D．精神性

E．社会性

8．不是应激反应中行为反应的是（　　）

A．"战"　　B．"逃"

C．且战且逃　　D．不战不逃

E．归顺讨好

9．人生遇到无数应激源的作用，只有那些对人有意义的刺激物才能引起心理应激反应，这些事物是否对人有意义，很大程度上取决于（　　）

A．应激源的强度　　B．应激源的性质

C．应激源的数量　　D．人的认知评价

E．人的智力水平

10．应激反应包括（　　）

A．警戒期、阻抗期、衰竭期

B．神经系统、内分泌系统、免疫系统

C．生理反应、心理反应、行为反应

D．积极反应

E．挫折-心理冲突

四、简答题

1．列出你生活中常见的应激源并进行分类。

2．临床上常见的心身疾病有哪些？

3．应激过程包括哪些？

4．心理治疗的方法包括哪些？

（张志香）

第6章 护患关系与心理沟通

护患关系是护理人员与患者之间在提供和接受护理服务过程中，形成的一种特殊的人际关系。构建良好的护患关系，可以营造有利于患者康复的和谐、安全、支持性治疗的健康环境，使患者接受治疗和护理服务。而有效的沟通不但可以取得患者的信任，获得患者全面的健康信息，而且可以增进患者对护理工作的理解和支持，避免或减少护理投诉和纠纷的发生。

第1节 护患关系

一、护患关系的概述

（一）护患关系的概念

护患关系是指在医疗护理实践活动中，护理人员与患者之间确立的一种专业性、帮助性的工作关系。随着护理实践范围和功能的扩大，护患关系中的活动主体也日趋多元。护理人员一方可以是护理员、护士、护士长或护理部主任，而患者一方可以是患者及其家属、陪护人、监护人。护理实践中，护患关系与护理效果密切相关，是护理人员诸多工作关系中最主要的人际关系。

（二）护患关系的内容

护患关系包括技术性关系和非技术性关系两方面的内容。一方面，由于护士掌握着帮助患者恢复健康的技术，为满足患者对医疗护理的需要提供了前提。因此，技术性关系构成了护患关系的基础。另一方面，护患双方由于文化、教育、所处地位等方面的差异，在护理技术实施过程中也会形成道德、利益、法律、价值等非技术性的关系。其中，道德关系是最重要的内容，作为护理人员，应遵守医疗道德规范，主动维护患者的利益。

（三）护患关系的特点

护患关系是在护理活动中形成的专业性人际关系，除具有一般人际关系的特点外，还具有以下独特的性质。

1．护患关系的专业性　护患关系不同于一般的人际关系，是以护士运用医疗护理技术帮助患者恢复健康，满足患者对医疗护理的需要为基础的，如果这种基础不复存在，护患关系也宣告终结。因此，护患关系属于专业性人际关系。

2．护患关系的复杂性　护患关系表面上是某一护士与某一患者之间的关系，实际是医护系统与患者系统通过特定的医疗护理活动所形成的帮助系统与被帮助系统之间的关系。医生、护士和医院其他工作人员拥有技术并运用所掌握的技术为患者服务，是提供帮助者，也称为帮助系统；患者、患者家属及其亲友、同事，是需要得到医疗护理服务的人，是接受帮助者，也称为被帮助系统。

3．护患关系的不对等性　护患关系是在患者患病的情况下形成的，在此情况下，患者因寻求医护帮助而依赖护理人员，护理人员成为患者的照顾者和保护者，这有别于一般人际关系双方互相依赖的特点。因此，护患双方的关系是不对等的，主要是护士影响患者，患者甘愿接受护士一方的建议和要求。

4．护士是护患关系后果的主要责任承担者　患者由于患病，到医院接受治疗和护理，处于被动接受帮助的地位。而作为帮助者的护士处于主导地位，很大程度上影响着护患关系的建立和发展。护士应力争帮助患者战胜疾病，恢复健康，使护患关系融洽，避免出现消极后果。

（四）护患关系存在的问题

护患关系从总体上看，是基本和谐之中存在着局部的不和谐，和谐是主流，不和谐是支流。存在的问题主要表现在以下几方面。

1．患者对护士的期望过高　患者因受到疾病的困扰，对护士的职业素质有着较高的要求，当个别护士的职业行为与其过高的期望存在较大差异时，就会产生不满、抱怨，出现不同程度的护患冲突，表现为冷漠、不合作甚至过激的言行。

2．少数护士不能完全达到工作要求　护理资源不足且分配不均，每千人护士数量远低于世界平均水平，护士、医生比例较低，致使护士每天的工作量大、任务繁重。当工作非常繁忙时，少数护士便难以保持饱满的精神状态，更无暇顾及服务意识，在工作过程中就容易出现失误，这为发生护患关系不和谐、护患纠纷甚至医疗事故埋下了隐患。

3．护士与患者之间存在一定的沟通障碍　具体表现：①语言使用不规范，过于简单生硬而引起护患关系紧张。②沟通方式和技巧欠妥，以自我为中心，较少站在患者的角度，使用说教式的语言主观判断，谈话中随意改变话题，影响患者表达感情，有碍良好护患关系的建立。③在繁忙的工作情况下，沟通信息发出量大、速度快，或不善于将医学专业术语转化为让患者明白易懂的语言，从而造成患者对内容的不理解或理解出现偏差。

二、护患关系的模式

护患关系的模式受医学模式和文化背景的影响而有不同，一般可分为三种基本模式。

（一）主动-被动型

主动-被动型也称支配服从型模式，是最古老的护患关系模式。此模式受传统生物医学模式的影响，将患者视为简单的生物体，忽视了人的心理、社会属性，将治疗疾病的重点置于药物治疗和手术治疗方面。其特点是“护士为患者做治疗”，模式关系的原型为母亲与婴儿的关系。在此模式中，护士常以“保护者”的形象出现，处于专业知识的优势地位和治疗护理的主动地位，而患者则处于服从护士处置和安排的被动地位。此模式过分强调护士的权威性，忽略了患者的主动性，因而不能取得患者的主动配合，影响护理质量。

在临床护理工作中，此模式主要适用于不能表达主观意愿、不能与护士进行沟通交流的患者，如婴幼儿及神志不清、休克、痴呆和某些精神病患者。

（二）指导-合作型

指导-合作型是目前护患关系的主要模式。此模式将患者视为具有生物、心理、社会属性的有机整体。其特点是“护士告诉患者应该做什么及怎么做”，模式关系的原型为母亲与儿童的关系。在此模式中，护士常以“指导者”的形象出现，根据患者病情决定护理方案和措施，对患者进行健康教育和指导，患者处于满足护士需要的被动配合地位，根据自己对护士的信任程度有选择地接受护士的指导并与其合作，如诉说病情、配合护理操作等。

在临床护理工作中，此模式特别适用于急性患者和外科手术后恢复期的患者。

（三）共同参与型

这是一种双向、平等、新型的护患关系模式。此模式以护患间平等合作为基础，强调护患双方具有平等权利，共同参与决策和治疗护理过程。其特点是“护士积极协助患者进行自我护理”，模式关系的原型为成人与成人的关系。在此模式中，护士常以“同盟者”的形象出现，为患者提供合理的建议和方案，患者主动配合治疗护理，积极参与护理活动，双方共同分担风险，共享护理成果。

在临床护理工作中，此模式主要适用于具有一定文化知识的慢性疾病患者。

以上三种护患关系模式在临床护理实践中不是固定不变的，亦没有好坏之分，护士应根据患者的具体情况、患病的不同阶段，选择适宜的护患关系模式，以达到满足患者需要、提高护理水平、确保护理服务质量的目的。

第2节　心理沟通

一、心理沟通的概念

良好的人际关系是通过有效的沟通建立起来的。从一般意义上讲，心理沟通是指信息发送者凭借一定渠道，将信息发送给既定对象（接收者），并寻求反馈以达到相互理解的过程。信息的背景、信息的发出者、信息的接收者、信息传递途径、反馈构成了沟通的五个要素。

沟通是一个复杂的过程，这一过程不仅可以传递信息，也可以交流观点、表达情感，沟通的双方能够彼此影响，并建立一定的人际关系。

二、心理沟通的类型

（一）语言沟通与非语言沟通

根据信息载体的不同，沟通可以分为语言沟通和非语言沟通。

语言沟通是以语言文字为载体，包括口头语言沟通和书面语言沟通两种形式。前者是面对面的口头交流，如会谈、讨论、会议、演说联系等；后者是文字形式的沟通，如布告、通知、报刊等。

非语言沟通是以仪表、神情、动作等非语言信息作为沟通的媒介进行信息传递。

（二）正式沟通与非正式沟通

按组织系统的不同，沟通可分为正式沟通与非正式沟通。前者是通过组织规定的通道进行的信息的传递与交流；后者是在正式通道外进行的信息传递与交流。正式沟通的优势是信息通道规范，准确度较高；非正式沟通形式灵活，传播速度快，但存在着随意和可靠性差的缺点。

（三）上行沟通、下行沟通与平行沟通

按信息流动方向不同，沟通可分为上行沟通、下行沟通与平行沟通。上行沟通是下情上达；下行沟通是上情下达；平行沟通是在组织的同级间（非上下级关系）的沟通。

（四）单向沟通与双向沟通

这是以信息源及接收者的位置关系来区分的，两者位置不变的是单向沟通，而不断变化位置的是双向沟通。单向沟通是一方说另一方听，如演讲；双向沟通是双方有反馈，如谈判，沟通的准确性更高。

三、护患沟通的技巧

护士良好的沟通技巧有助于获得患者全面的信息，并以此为依据，为患者制订个体化的护理计划，以满足患者生理、社会心理、精神文化等多方面的需要，促进早日康复。护患沟通过程中的主要技巧包括以下几种。

（一）倾听

倾听不等同于听见，是全神贯注地感受和理解对方所发出的语言和非语言信息的过程。有效的倾听，能够使患者消除顾虑，充分表达，有助于护士对信息的收集。倾听过程中应注意以下技巧：

1．得体的体态语言　与对方保持适当距离，身体略向前倾，保持目光接触，及时作出反馈，如点头，轻声应答“是”“嗯”“哦”等，面部表情随着患者的情绪变化而变化。

2．排除外界干扰　保持环境安静，同时避免分散患者注意力的行为，如看手机、看窗外等。

3．避免匆忙下结论　耐心倾听，让患者充分诉说，保持冷静和理性，不随意打断、妄下结论，以便全面了解情况。

4．善于理解言外之意　分析患者表述中是否有表层信息之外深层的信息，将谈话引向深入。

（二）核实

核实是指在交谈过程中，为了验证自己对内容的理解是否准确所采用的沟通策略，是一种反馈机制。核实既可以确保护士接收信息的准确性，也可以使患者感受到自己的谈话得到护士的重视。护士可通过重述、澄清两种方式进行核实。

1．重述　包括请患者重述和护士重述两种情况，即一方面，护士将患者的话重复一遍，待患者确认后再继续交谈，如患者说“我感到很冷”，护士说“你感到很冷，是吗？”；另一方面，护士可以请求患者将说过的话重述一遍，待护士确认自己没有听错后再继续交谈。

2．澄清　护士根据自己的理解，将患者一些模棱两可、含糊不清或不完整的陈述描述清楚，与患者进行核实，从而确保信息的准确性。

有一些常用的字或词往往需要澄清，因为它们不是对每一个人都具有同样的意义，如大、小、一些、许多、很少、多数、经常等。例如，有患者说：“我每天抽少量烟。”护士说：“请你告诉我你每天抽几支烟？抽了多少年？”

（三）提问

提问是收集信息和核对信息的重要方式，也是确保交谈围绕主题持续进行的基本方法。为了保证提问的有效性，护士可根据具体情况采用封闭式提问或开放式提问。

1．封闭式提问　这是一种将患者的应答限制在特定范围之内的提问，患者回答问题的选择性很小，如“你经常吃的水果有哪些？”，有时甚至只是用“是”“不是”“好”“不好”等，如“你以前注射过青霉素吗？”。封闭式提问的优点是省时，但由于提问方式的限制，难以获得更全面的信息。

2．开放式提问　提问的范围较广，不限制回答，鼓励患者说出内心感受，特别是心理、精神等方面的信息，如“你对我们的护理工作有什么建议？”。开放式提问的优点是有利于掌握患者的真实意见和观点，但比较耗费时间。

（四）阐释

阐释即阐述并解释。在护患交谈过程中，护士往往运用阐释技巧解答患者的各种疑问；解释某项护理操作的目的及注意事项；针对患者存在的健康问题提出建议和指导。阐释的基本原则如下。

（1）尽可能全面地了解患者的基本情况。

（2）使用通俗易懂的语言向患者阐述。

（3）使用委婉的语气向患者阐释自己的观点和看法，使患者可以选择接受、部分接受或拒绝。

（五）沉默

沉默是一种交谈技巧，恰当的使用可以起到无声胜有声的作用。在倾听过程中，护士可以通过沉默起到以下作用。

（1）表达自己对患者的同情和支持。

（2）给患者提供思考和回忆的时间、诉说和宣泄的机会。

（3）缓解患者过激的情绪和行为。

（4）给自己提供思考、冷静和观察的时间。

小　结

护患关系是在医疗护理实践活动中，护理人员与患者之间确立的一种专业性、帮助性的工作关系。包括技术性关系和非技术性关系两方面的内容，除具有一般人际关系的特点外，护患关系还具有其独特的性质。护患关系有三种模式，在提供护理服务的过程中，护士应根据患者的具体情况、患病的不同阶段，选择适宜的护患关系模式，并学会运用恰当的沟通技巧，促进护患关系的发展。

自测题

一、名词解释

1. 护患关系　2. 移情

二、填空题

1. 护患关系的内容包括________和________。

2. 根据信息载体的不同，可以将沟通分为________和________两种类型。

3. 护患关系一般可以分为三种模式，即________、________、________。

三、单项选择题

1. 常用的沟通技巧不包括（　）

A. 倾听　B. 沉默

C. 提问　D. 同情

E. 阐释

2. 适用于指导-合作型护患关系模式的患者是（　）

A. 婴幼儿

B. 昏迷患者

C. 外科手术术后康复期患者

D. 精神障碍患者

E. 休克患者

3. 患者，男，23岁。因肠扭转急诊入院，立即进行手术治疗，术后对该患者宜采用的护患关系模式是（　）

A. 协商型　B. 主动-被动型

C. 指导-合作型　D. 共同参与型

E. 支配-服从型

4. 患者，女，60岁，退休教师。因高血压入院治疗。该患者宜采用的护患关系模式是（　）

A. 指导型　B. 主动-被动型

C. 指导-合作型　D. 共同参与型

E. 支配-服从型

5. 护患沟通中正确的倾听技巧是（　）

A. 避免看对方的表情

B. 患者叙述时，护士要思考问题

C. 回应患者声音应该尽量大一些，以免对方听不清

D. 倾听过程中保持目光接触

E. 避免直视对方的眼睛

6. 护患交谈中，为了给自己提供思考和观察的时间，护士可以采用的最佳技巧是（　）

A. 倾听　B. 核实

C. 鼓励　D. 沉默

E. 移情

7. 以下内容需要护士进行澄清的是（　）

A. “我每天大约能喝500ml水。”

B. “我昨天睡了7个小时。”

C. “孩子的体温偏高。”

D．“我以前没有输过血。”

E．“我的体重增加了 2kg。”

8．以下属于开放式提问的是（　　）

A．“您的职业是什么？”

B．“您胃部感觉疼吗？”

C．“您对我们的护理计划有什么建议？”

D．“您吃过早饭吗？”

E．“您平时参加的运动有哪些？”

9．以下不属于语言沟通形式的是（　　）

A．护理文书　　B．眼神

C．医嘱　　D．报刊

E．报告

（李　淼）

第7章 心理评估

对患者或来访者的心理特点和行为进行评估是医护人员应掌握的基本技术之一。当患者或来访者出现各种心理问题时，通过心理评估，可明确心理问题的性质及程度，为制订干预方案提供科学依据，帮助其解决问题。

第1节 心理评估概述

案例 7-1

某同学，男，高中生。自从升入高三以来，感到学习压力巨大，经常学习至深夜，但是成绩不理想，几次模拟考试都是中下游水平。感觉同学们瞧不起自己，因此与同学们关系疏远，经常独自一人闷闷不乐。由于课业压力大，吃饭不及时，经常胃疼，半年前被诊断为胃炎，药物治疗后好转。近期常感到胃痛加剧，伴随失眠、焦虑，因此到医院就诊。

提问： 1．该同学有哪些心理问题？对其进行心理评估。

2．可以使用哪些心理测验明确该同学的问题？

3．如何帮助该同学解决问题？你有什么建议？

一、心理评估的概念、作用及过程

（一）心理评估的概念

心理评估是指依据心理学的理论、方法和心理评估工具，对个体某一心理特征与行为作出全面、系统和深入的客观描述的过程。

心理评估在心理学、医学、人力资源、教育等多领域有广泛应用，在护理心理学领域也有非常重要的作用。

（二）心理评估的作用

1．筛查对象　了解患者心理状况，以及与躯体疾病伴发的心理问题或心理障碍，以便采取心理护理措施。

2．提供依据　通过心理评估，可以把握患者心理问题的轻重缓急，了解主要影响因素，为实施针对性心理治疗或心理咨询提供依据。

3．评估效果　为心理治疗或心理咨询效果提供评估依据，同时评估心理护理的效果。

（三）心理评估的过程

1．确定评估目的　了解评估对象的情况，进行诊断分类，并对问题严重程度、危险性进行评估，从而确定评估目的。

2．决定评估内容及形式　选择评估工具，与评估对象确定评估方法与步骤。

3．选择评估标准　选择合适常模（即可比较的标准），将评估对象情况与常模对照确定评估标准。

4．收集评估信息　通过心理测验结合调查、观察、谈话等方式全面收集信息。

5．做出判断决策　对收集到的信息进行整理、分析、判断并作出决策。

6．分析解释结果　在以上各阶段工作的基础上与评估对象进行沟通，提出帮助其解决问题的合理建议，写出心理评估报告。

二、心理评估的常用方法

心理评估的常用方法包括观察法、访谈法、心理测验法和作品分析法，在临床工作中，根据不同的需要通常将这几种方法结合起来使用，取长补短，以便获得准确而全面的信息。

（一）观察法

观察法是指通过对被评估者的行为表现进行有目的、有计划的观察和记录，从而进行心理评估的一种技术，是临床心理评估的重要方法之一。通过对被评估者言语、表情、动作及生活、学习、工作中的表现进行观察，评定心理活动水平，了解其问题所在。

观察法可分为自然观察法和控制观察法。自然观察法即在日常生活工作环境下观察、了解被评估者的行为表现。控制观察法是指在标准情境下对被评估者进行观察。

观察法的优点是能在完全自然或接近自然的环境下进行，观察到的行为比较真实，较少受掩饰的影响。缺点则是指标不容易定量、标准不易掌握，不同观察者得到的结果变异较大，观察结果有时可能仅仅反映了被评估者的表面特征。

（二）访谈法

访谈法又称会谈法，是指评估者通过与被评估者面对面的、有目的的言语交流来收集资料的一种方法，是心理评估中最常用的一种方法。

访谈法可分为自由式访谈和结构式访谈。自由式访谈又称非结构式访谈，访谈双方以自由的方式进行交流，而不必拘泥于固定的问题格式或顺序。结构式访谈指有事先确定的提纲和固定的内容，问题间有必要的内在联系，按照固定的程序进行。

访谈法的优点是有利于全面、深入了解被评估者的深层次心理活动和特征，结构化访谈结果较易量化。缺点则是方法未标准化或标准化程度较差，往往缺乏正常标准或可以比较的常模。另外，访谈法要求具有较高的访谈技术，访谈所花时间较多，而且对环境要求也较高。

（三）心理测验法

心理测验法是依据一定的心理学原理，使用标准化工具如量表，按照程序对个体的心理现象和行为进行量化，从而对个体心理活动进行系统评定的方法。由于心理测验得到的结果可以参照常模来进行比较分析，评估结果更为客观，故心理测验在心理评估中使用非常广泛，如智力测验、人格测验、心理健康测验等。

心理测验法的优点是对评估对象的心理现象进行定量分析，得到的结果具有良好的量化特征，易于比较，具有很强的科学性。缺点则是心理测验结果往往反映的是被评估者在一段时间内的心理特征和状态，并且容易受到当时情绪状态的影响，有一定的局限性。

（四）作品分析法

作品分析法是对评估对象的各种作品，如笔记、作业、日记、绘画、文章等进行分析研究，以了解其内心想法，评估其心理状态。

作品分析法针对个体的作品进行分析，可以对其心理品质或个性特征有所了解，有针对性地进行心理护理。但是作品分析法对实施者的操作能力和分析能力要求较高。

三、心理评估的注意事项

（一）心理评估的条件

1．心理评估者　心理评估的实施者应具备严肃认真、科学谨慎的职业态度和保密精神。评估者必须经过专业培训，掌握一定的心理学和心理测量专业知识，拥有熟练的评估技巧，熟悉心理测验工具，具有综合分析评估结果的能力。

2．被评估者　有合理的动机，能掌控自己的情绪和行为，评估时必须意识清醒，自愿参加心理评估，能够正确对待评估过程和结果。

3．评估工具　选择适当的心理测验或量表进行评估，并根据标准化程序去使用。所使用的心理测验及评定量表必须具有可靠的信度、效度。

4．评估环境　环境要安静、舒适，有适宜的光线和温度，私密性较强，能够让评估对象有安全感并感到身心放松。

5．评估时间　以上午为佳，上午人们的头脑比较清醒，思路比较清晰。评估过程时间不宜过长，一般不要超过1小时。

（二）注意事项

1．评估者应充分考虑被评估者的个体差异，尽量避免评估者自身的态度、观念、偏见等因素对评估结果的影响。

2．在建立信任关系的基础上进行评估，如评估者与被评估者尚未建立良好信任、协调的关系，则暂时不宜实施评估。

3．评估者应尽可能多地收集被评估者主、客观资料并进行比较、分析，以全面评定被评估者的心理功能。

4．心理评估不是万能的，在确实需要时方可进行，不可滥用。

第2节　心理测验

一、心理测验的概念和种类

（一）心理测验的概念

心理测验是指依据一定的心理学原理和技术，对个体的心理现象或行为进行数量化测量，从而确定心理现象在性质和程度上的差异的一类技术方法。在心理评估中，由于心理测验具有标准化、客观化的优点而被广泛使用。

（二）心理测验的种类

心理测验是判定个别差异的工具，个别差异包括很多方面，依据测验的功能、目的、对象及测验的情境分成不同的类别。

1．按测验功能分类　可以分为智力测验、能力测验、成就测验和人格测验。

2．按测验组织方式分类　分为个别测验和团体测验。

3．按测验材料性质分类　分为文字测验和非文字测验。

4．按测验刺激分类　分为构造性测验和投射性测验。构造性测验所呈现的刺激和被试者的任务是明确的，只须被试者直接理解，无须发挥想象。投射性测验所呈现的刺激没有明确意义，问题模糊，对被试者的反应也没有明确规定。

5．按测验应用领域分类　分为教育测验、职业测验和临床测验。

二、心理测验的要求和注意事项

（一）心理测验工具的要求

1．标准化　指测验要有统一的指导语、测验方法、评分标准、计分标准、计分方法、标准结果的换算方法和测试的环境要求，减少无关因素对测验的影响，才能确保测验结果的准确性和可靠性。

2．信度　指测验分数的可靠性和可信性。反映测量结果的一致性、再现性和稳定性。信度的大小用信度系数衡量，其数值为－1～＋1。绝对值越接近 1，表明误差越小，测验结果越可靠；绝对值越接近 0，表明误差越大，测验结果越不可靠。

3．效度　指测验结果的有效性和真实性，即某种测验是否测查到所有要测查的内容及测查的程度。效度用效度系数来表示误差的大小，效度系数为－1～＋1，绝对值越接近 1，表明有效性越大；绝对值越接近 0，表明有效性越小。

4．常模　指某种心理测验在某一人群中测查结果的标准量数，即可比较的标准。标准化的测验都要提供常模数据，以作为比较的参照分数，也是解释测验结果的依据。

（二）实施要求及注意事项

1．对主试者的要求　首先，心理评估者要具备心理学、心理评估学及精神病学等专业知识，经过专门的心理评估技能训练，熟悉心理测验内容、功能和使用范围，能熟练操作并合理分析、解释测验结果；其次，要有良好的观察力、清晰的自我认识、健康的人格，在测验中能保持稳定的情绪、中立的态度；最后，要有较好的沟通能力，乐于助人，有耐心，能够与被试者建立良好关系。

2．对被试者的要求　被试者应自愿参加，了解测验目的，熟悉测验程序，测验时有良好身心状态，能够态度认真、精力集中地完成测验。

3．对测验的选取　不同的心理测验有不同的适用范围，在选择测验时要有针对性地进行，不能随意选择，也不能选择未经标准化的、信度和效度不合格的测验。

4．对环境的要求　心理测验的环境要整洁、安静、舒适、安全，室内通风、采光良好，温度、湿度适宜，且保密性好，不受外界因素的干扰。

5．保密原则　测验的内容、测验方法和结果的解释，工作人员要进行保密，不能随意扩散；被试者的测验结果涉及个人隐私，要注意保密。

三、临床常用的心理测验与评定量表

（一）智力测验

韦氏智力测验由美国心理学家韦克斯勒（Wechsler）编制，是继比奈-西蒙智力量表之后国际上较为流行的一套智力量表（表 7-1）。

表 7-1　韦氏智力等级分布表

智力等级	智商范围	分布（%）
非常优秀	130 以上	2.2
优秀	120～129	6.7
中上（聪明）	110～119	16.1
中等水平	90～109	50.0
中下（愚笨）	80～89	16.1
临界	70～79	6.7
智力缺陷	69 以下	2.2

韦氏智力测验共有 3 套：适用于 16 岁以上人群的韦氏成人智力量表（WAIS）及其修订本

（WAIS-R）；适用于 6～16 岁学龄儿童的韦氏儿童智力量表（WISC）及其修订本（WISC-R 和 WISC-Ⅲ）；适用于 4～6 岁儿童的韦氏学龄前期智力量表（WPPSI）及其修订本（WPPSI-R）。韦氏智力测验于 1997 年再次修订，被称为 WAIS-Ⅲ，目前我国共有 WAIS（龚耀先等，于 1981 年修订）、WISC（龚耀先等，于 1993 年修订）及 WPPSI（龚耀先等，于 1986 年修订）的中国修订本，并根据我国国情分别制订了城市和农村两套常模。

韦氏量表包括语词和操作两个分量表，语词和操作测验的各个分测验量表分相加，称为语词和操作量表分。所有分测验量表分相加，称为全量表分。根据相应用表，最后换算成言语智商（VIQ）、操作智商（PIQ）和总智商（FIQ）。由于韦氏智力测验可以提供所有年龄段的总智商、言语智商和操作智商，因此在对同一被试者的不同年龄进行施测时具有特别的价值。

（二）人格测验

1．艾森克人格问卷（EPQ）　是由英国心理学家艾森克（Eysenck）及其夫人编制的，1975 年发表了最新修订本。问卷分为 16 岁以上成人版和 7～15 岁儿童版。EPQ 是目前医学、司法、教育和心理咨询等领域应用最为广泛的问卷之一。

艾森克人格问卷的所有题目，要求被试者根据自己的情况以“是”或“否”作答。然后，按 E、N、P、L 四个量表计分。人格由三个维度构成，分别是 E 维度（内外向）、N 维度（情绪稳定性）、P 维度（精神质）。E 维度说明内向或外向；N 维度说明情绪稳定或不稳定；P 维度说明正常人中的一些不正常人格表现；L 为测谎量表，用以测定被试者掩饰、假托或自身隐蔽倾向。若以 E 维为横轴，N 维为纵轴，便构成了 4 个象限，把个体的人格划分为 4 种主要的类型（图 7-1）：外向-稳定（多血质）、外向-不稳定（胆汁质）、内向-稳定（黏液质）、内向-不稳定（抑郁质），以及介于两者之间的混合型。

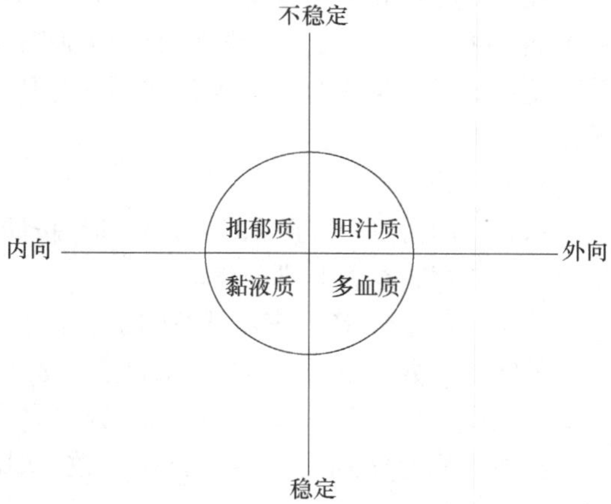

图 7-1　艾森克人格个性维度

EPQ 的测验结果采用标准分（T 分）表示，根据各维度 T 分的高低来判断被试者的人格倾向和特征。

E 量表（内外向）：高分表示外向，说明乐于交际，渴望刺激，情绪不稳定；低分表示内向，安静、内省，喜欢独处，喜欢有秩序的生活。

N 量表（情绪稳定性）：高分代表情绪不稳定，焦虑、易怒；低分代表情绪稳定，自控力强。

P 量表（精神质）：指所有人身上都可存在的非病态行为，区别于精神病。高分说明缺乏情感，不关心他人，难以适应环境；低分表示善于与他人交往，对环境适应能力强。

L 量表（效度）：测谎量表，对不认真、不真实的回答或故意的掩饰进行筛查，高分说明测试不可靠。

2．明尼苏达多相人格调查表（MMPI）　是由明尼苏达大学教授哈撒韦（S. R. Hathaway）和麦金利（J. C. McKinley）于 20 世纪 40 年代制订的，是迄今应用最广、极具权威的一种纸-笔形式的人格测验。该测验早期用于精神医学临床诊断，后来发展为人格测验。既可个别施测，也可团体测验。

MMPI 适用于年满 16 岁、具有小学以上文化水平、没有影响测试结果的生理缺陷的人群。1989 年布彻（J. N. Butcher）等完成了对 MMPI 的修订，称其为 MMPI-2，并提供了成人和青少年常模，可用于13岁以上的青少年和成人。1991年中国科学院心理研究所与香港中文大学合作进行了MMPI-2的中文版修订工作，修订后的MMPI-2对测验结果的分析和解释更加明确。

MMPI包括566个自我陈述形式的题目，其中16个为重复题目（主要是用于测量被试者反应的一致性及应答的认真程度）。每个问题涉及一种行为或态度或认知内容，其中1～399题是与临床有关的内容。

MMPI分为14个分量表，其中4个为效度量表，10个为临床量表。4个效度量表为疑问量表（Q）、谎言量表（L）、伪装量表（F）、校正量表（K）；10个临床量表为疑病量表（Hs）、抑郁量表（D）、癔症量表（Hy）、精神病态量表（Pd）、性度量表（Mf）、妄想量表（Pa）、精神衰弱量表（Pt）、精神分裂症量表（Sc）、轻躁狂量表（Ma）、社会内向量表（Si）。

各量表的结果采用 *T* 分形式，可在MMPI剖析图中标出。按照中国常模的标准，量表 *T* 分高于60则提示被试者可能具有病理性异常表现或某种心理偏离现象。但在具体分析时应结合各个量表 *T* 分高低进行综合分析评价。

（三）症状测评量表

症状测评是从心理测量中衍化而来，用于对观察结果进行量化的测量工具。广泛用于多个领域，在心理评估中起到重要作用。

1．症状自评量表　90项症状自评量表（symptom checklist 90，SCL-90），又称症状自评量表（self-reporting inventory），广泛应用于精神障碍和心理疾病门诊检查，主要应用于成年人的神经症、适应障碍及其他轻型精神障碍患者。

SCL-90由90个反映常见心理症状的项目组成。90个项目中包含10个因子。SCL-90的每一个项目采用五级（1～5或者0～4）评分制，每个项目后按“没有、很轻、中度、偏重、严重”设置选项。从1分代表无症状到5分代表症状严重，依次递进。统计指标主要是总分与因子分。

（1）总分

总分：即为90个项目的得分总和。按照中国常模标准，总分160分为临床界限，超过160分说明可能存在某种心理障碍。

总均分：总分/90，表示从总体情况看被试者自我感觉介于1～5级的哪一个范围。

阳性项目数：单项分≥2的项目数。表示患者在多少项目中呈现“有症状”。

阴性项目数：单项分为1的项目数。表示患者“无症状”的项目数。

阳性症状均分：（总分－阴性项目数）/阳性项目数。表示每个“有症状”项目的平均得分。

（2）因子分

因子分＝组成某一因子的各项目总分/组成某一因子的各项目数

通过因子分可以了解患者的症状分布特点。因子分越高，反映症状越多，心身障碍越明显。

1）躯体化：包括1、4、12、27、40、42、48、49、52、53、56、58共12项，主要反映主观的身体不适感。

2）强迫症状：包括3、9、10、28、38、45、46、51、55、65共10项，反映强迫症状。

3）人际关系敏感：包括6、21、34、36、3、41、61、69、73共9项，主要反映某些不自在感和自卑感。

4）抑郁：包括5、14、15、20、22、26、29、30、31、32、54、71、79共13项，反映抑郁症状。

5）焦虑：包括2、17、23、33、39、57、72、78、80、86共10个项目，反映在临床上明显

与焦虑症状相联系的症状与体验。

6）敌对：包括11、24、63、67、74、81共6项，主要从思维、情感及行为三个方面来反映其敌对表现。

7）恐怖：包括13、25、47、50、70、75、82共7项，反映恐怖症状。

8）偏执：包括8、18、43、68、76、83共6项，主要反映猜疑和关系妄想等症状。

9）精神病性：包括7、16、35、62、77、84、85、87、88、90共10项，主要反映幻听、被洞悉感等精神分裂样症状。

10）其他：包括19、44、59、60、64、66、89共7项，主要反映睡眠及饮食情况。

2．焦虑自评量表（SAS） 由美国杜克大学医学院的华裔教授Zung于1971年编制。适用于具有焦虑症状的成年人，也可用于流行病学调查，具有广泛的应用性，近年来SAS成为咨询门诊中了解焦虑症状的主要自评工具。

SAS有20个项目，采用1～4级评分，主要评定症状出现的频度，1～4分别表示：1为没有或很少时间有，2为有时有，3为大部分时间有，4为绝大部分或全部时间都有。其中5、9、13、17、19这5项为反向评分项目，按4～1的顺序反向计分。由被试者按量表说明进行自我评定，依次回答每个条目。

SAS的主要统计指标为总分。将20个项目的各个得分相加，即得总分（原始粗分）；用粗分乘以1.25以后取整数部分，就得到标准分（T分）。按照中国常模结果，SAS标准分的分界值为50分，其中50～59分为轻度焦虑，60～69分为中度焦虑，70分以上为重度焦虑。

需要注意两个问题，首先，SAS在各类神经症鉴别中作用不大；其次，关于焦虑症状的临床分级，主要还应依据临床症状，量表总分值仅能作为一项参考指标而非绝对标准。

3．抑郁自评量表（SDS） 用于衡量抑郁状态的存在、轻重程度及在治疗中的变化。主要适用于具有抑郁症状的成年人，包括门诊及住院患者，也可用于流行病学调查。其特点是使用简便，并能相当直观地反映抑郁患者的主观感受。

SDS由20道题组成，采用1～4级评分，主要评定症状出现的频度，1～4分别表示：1为没有或很少时间有，2为有时有，3为大部分时间有，4为绝大部分或全部时间都有。其中2、5、6、11、12、14、16、17、18、20这10项为反向评分项目，按4～1的顺序反向计分。由被试者根据自己一个星期之内的感觉进行自我评定，依次回答每个条目。

将所有项目得分相加，即为总分（原始粗分）。总分超过40分可以筛查阳性，即可能有抑郁存在。中国常模计算方法将原始粗分乘以1.25后取整数部分，就得到标准分（T分）。根据中国常模，SDS标准分的分界值为53分，其中53～62分为轻度抑郁，63～72分为中度抑郁，72分以上为重度抑郁。但需要注意的是，关于抑郁症状的临床分级主要还应依据临床症状，量表总分值仅能作为一项参考指标而非绝对标准。

小 结

心理评估是指依据心理学的理论和方法，应用多种途径获得信息，对个体某一心理特征与行为作出全面、系统和深入的客观描述的过程。常用心理评估的方法包括观察法、访谈法、心理测验法和作品分析法。心理测验是指依据一定的心理学原理和技术，对个体的心理现象或行为进行数量化测量，从而确定心理现象在性质和程度上的差异的一类技术方法。不同的心理测验有不同的适用范围，在选择测验时要有针对性地进行，并注意所选择量表的信度、效度。测验实施人员应受过专业训练，并对测验的过程与结果严格保密。

自 测 题

一、填空题

1. 常用心理评估方法主要有_______、_______、_______、_______。

2. 一个有效的心理测验要具备_______、_______、_______、_______等条件。

二、单项选择题

1. 心理评估常用的方法不包括（　　）

A. 观察法　　B. 会谈法

C. 咨询法　　D. 作品分析法

E. 问卷法

2. 反映测验工具真实性和可靠性的是该测验的（　　）

A. 信度　　B. 效度

C. 常模　　D. 样本

E. 标准化

3. 某同学，女，近半年来情绪低落，不愿与人交往，对所有的事情都缺乏兴趣，失眠，感觉活着没什么意思，对她进行临床评定考虑的量表是（　　）

A. SAS　　B. SDS

C. 韦氏智力量表　　D. EPQ

E. MMPI

4. 中国常模中抑郁自评量表的分界值是（　　）

A. 50 分　　B. 53 分

C. 59 分　　D. 62 分

E. 65 分

5. 某同学，男，在做完 SAS 后得分为 55 分，他属于（　　）

A. 轻度抑郁　　B. 轻度焦虑

C. 中度焦虑　　D. 中度抑郁

E. 重度焦虑

6. 患者，男，不爱与人交往，不喜欢冒险，喜欢墨守成规。护士用艾森克人格问卷测量，你认为结果可能是（　　）

A. P 分高　　B. E 分高

C. N 分高　　D. P 分低

E. E 分低

三、简答题

1. 什么是心理评估？

2. 什么是心理测验？

3. 心理评估的作用有哪些？

4. 心理测验的注意事项有哪些？

（刘　甲）

第 8 章　心理护理与技术

随着生物-心理-社会医学模式和整体护理观的确立，心理护理已成为整体护理的核心内容之一。在临床护理工作中掌握患者心理活动规律、满足患者的心理需要、有效实施心理护理，是护士临床护理工作重要的组成部分。

第1节　心理护理概述

案例 8-1

患者，女，19 岁。因阑尾炎需马上手术。手术室外，护士正接待手术患者。

护士："××你好，手术前的各项准备工作已做好，我推你进手术室吧。"

患者："护士，做手术是不是会很痛啊？"

护士："用了麻药后不会感觉痛的。"

患者："我还是很害怕。"

护士："放心吧，我会一直陪在你身边的。"

问题： 1. 该患者处于什么心理状态？

2. 护士是如何帮助患者的？

一、心理护理的概念

心理护理指在护理全过程中，护理人员在良好的人际关系基础上，运用心理学的理论和技能，通过各种技巧和途径，积极地影响和改变护理对象不健康的心理状态和行为，促进其疾病的康复或向健康发展的一种护理方法。

二、心理护理的目标

人在患病后，由于社会角色的转变，患者会产生特有的心理需求和反应。护理人员通过各种言语和非言语方式影响患者，促进患者的康复或病情的好转，良好的心理护理可以帮助患者实现以下目标。

（一）提供良好的心理环境

为患者提供适宜的物质环境，创造一个有利于患者康复的心理氛围，建立稳定协调的心理环境，为躯体的治疗、康复创造有利的条件。

（二）满足患者的合理需要

了解和分析患者的不同需要，采取措施满足患者的合理诉求和需要，解除患者对疾病紧张、焦虑、悲观、抑郁的情绪，调动其主观能动性，树立战胜疾病的信心。

（三）消除不良的情绪反应

及时发现患者的消极情绪，及早采取多种措施消除不良情绪对患者的不利影响。

（四）提高患者的适应能力

调动患者的主观能动性，提供疾病信息，提高患者对疾病的适应能力。建立新的人际关系，特别是医患关系、护患关系及患者之间的关系，适应新的社会角色和生活环境。

三、心理护理程序

心理护理程序是以促进人的身心健康为目标所进行的一系列连贯、有目的、有计划、有评价的系统护理活动，是一个综合、动态、具有决策功能的过程。它以护理程序为指导，护理人员可以对护理对象进行主动、全面的心理护理，使其达到最佳心理状态。

我国的护理心理学专家初创了较系统、操作性较强的临床心理护理模式，即由8个环节衔接的心理护理实施程序。该程序包括建立良好的护患关系、全方位采集心理信息、客观量化的心理评定、确定患者基本心态、分析主要原因或影响因素、选择适宜对策、观察评估效果、确定新的方案（图8-1）。

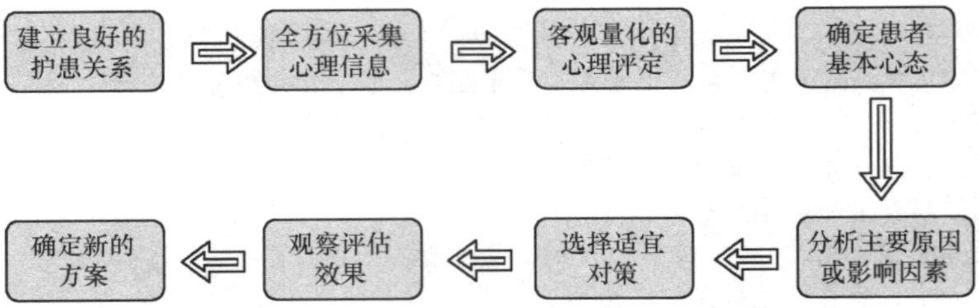

图8-1　我国临床心理护理程序

（一）建立良好的护患关系

良好的护患关系是心理护理的基石，是心理护理成败的关键，如何与患者建立良好关系呢？一是要主动与患者建立融洽的护患关系，切实做到不损害患者的身心健康，不违背患者的主观意愿，不泄露患者的个人隐私；二是交谈时要注意合适的环境、和谐的气氛，使患者感到亲切，愿意诉说自己的痛苦和困难；三是护士要注意仪表，并以和蔼、诚恳的态度心平气和地跟患者进行交谈，在交谈中给患者以鼓励，让他能继续叙述，同时要注意观察患者的非语言行为，对沉默寡言者应多启发，对兴奋多言者不能厌烦、要善于引导。

（二）全方位采集心理信息

护理人员通过与患者交谈、观察和心理测量等方法，有目的、有计划、系统地收集患者的心理信息资料，了解患者的个性特征、生活方式等，特别是与所患疾病密切相关的一些心理社会因素，在此基础上找出患者现存的或潜在的心理问题。

（三）客观量化的心理评定

要对各种患者的心理状态实施准确评估，需酌情选用不同的测定方法和心理测评工具，才能客观准确地分析出患者心理问题的性质、程度和主要原因，从而采取有效的心理护理对策。根据患者心理问题的特点，可分别选用人格量表、症状自评量表、焦虑量表、抑郁量表等测评工具。

（四）确定患者基本心态

确定患者基本心理状态，就像对患者的临床病症进行确诊一样，越具体、越清晰，越有利于护士对患者基本心理的掌握。如严重焦虑的含义比较含糊、笼统，会使护士对它的理解产生差异性。而量化的焦虑值评定，能帮助护士比较准确地掌握患者焦虑情绪状态的严重程度，采取相应的对策。另外，对患者的焦虑值进行再次量化评定的结果，可作为心理护理实施效果的评价依据。

（五）分析主要原因或影响因素

在临床上，患有同类疾病且生活背景基本相似的患者，可因其自身个性的差异，而导致心理状态的性质、程度等方面的不同，在选择心理护理干预对策前，必须对导致患者消极心态的主要原因和主要影响因素做分析。根据心理学理论，临床上一般患者的心理问题形成原因如下。

1．焦虑常见原因　影响焦虑的因素主要与三种基本心理状态有关，即无助感、隔离感与不安全感。诱发焦虑行为的刺激可能是一个，也有可能是几个。

2．恐惧常见原因　恐惧的常见原因有以下两个方面：①病理生理方面，躯体部分残缺或功能丧失，如伤残、突发急危重症性疾病、疾病晚期等均可引起恐惧；②情境方面，对住院、各种检查、治疗、手术、疼痛等的恐惧，对陌生人及环境、失去亲人的恐惧等。

3．悲伤常见原因　主要与丧失亲人或重要事物（包括身体的器官、自尊、健康、理想等）有关。

4．愤怒常见原因　一是疾病诊断不清或治疗效果不佳；二是医护人员态度生硬，对患者提及的问题没有耐心细致地回答；三是家人或其他陪护人员照顾不周或打扰患者休息等。

（六）选择适宜的心理护理对策

患者在疾病过程中的心理状态可因其个体差异而千差万别，但在很多方面，又有共性规律可循。患者的心理状态也是个性与共性的对立统一，对患者实施个体化心理护理，首先要考虑的是患者心理状态的共性规律，然后再结合患者的个性特征，确定实施心理护理的措施。适宜的心理护理对策应具备以下几个特点。

1．身心统一性　人具有生物性和社会性，是心理和生理的统一体。因此，心理护理与生理护理是相互依存、相互影响的，两者都是整体护理不可缺少的重要组成部分。因此，要做好心理护理，必须树立身心统一的整体观。

2．个体性　心理护理强调的是个体性特点，要求护理人员必须根据每位患者的不同心理需求，采用有针对性的心理护理措施。另外，患者的心理活动还会伴随着环境条件的变化而变化，这一点在提供护理服务时也要注意。

3．前瞻性　心理护理应该有预见性地发现患者可能会出现的心理问题，并对不同情境下可能出现的心理问题及其发展变化做出预测，尽早采取防范干预措施。

（七）观察评估心理护理效果

针对患者实际情况选择适宜的心理护理对策后，我们还要重新评估患者的心理状况以明确心理护理的效果。心理护理效果的评价包括患者的主观体验和患者身心康复的客观指标。

（八）确定新的心理护理方案

护士需在心理护理效果评定的基础上，分析未实现预期结果的原因，并对前阶段心理护理的实施做出小结，确定新的心理护理方案。未实现预期结果的原因：①预期结果不切实际，标准过高；②护理措施不当；③病情迅速恶化；④护患关系不协调，患者不合作；⑤医护协作不好；⑥护理资源不足。

对患者实施心理护理不可能是一劳永逸的，心理护理的过程是一个动态的过程。患者的心理活动总是受到其疾病过程中各种因素的影响，而且与其所患疾病的严重程度不成正比。因此，心理护理的程序是相对的，步骤是灵活的，过程也是循环往复的，心理护理的理论也需在临床实践中不断地发展和完善。

知识链接

影响心理评估资料收集的因素

心理评估与身体评估不同，这是因为有关心理的资料多数为主观资料，收集比较困难，分析和判断也较困难，因而心理评估较难用“正常”和“异常”来划分，虽然现在已有一定的工具测量心理的变量，但这与在护理过程中建立的人际关系的程度存在密切联系。影响心理评估资料收集的因素：①患者对护士的信任程度。②护士的态度是否有诚意。③护士在沟通中是否能引导患者说出自己的感受。④护士的观察能力和专业知识水平。如果护士能很好地考虑这些因素，就能收集到真实和全面的患者心理方面的资料。

四、心理护理的注意事项

（一）遵循伦理学三原则

护理人员在对患者进行心理护理过程中要做到“无损患者身心健康，不违背患者主观意愿，不泄露患者个人隐私”。注意避免因言语暗示、解释含糊、指导失误等而造成医源性心理问题，不强迫患者进行不自愿的治疗和检查，不可议论患者的缺陷、不良预后和家事，对患者的谈话内容应保密。这样才能赢得患者的信任，换取患者的友好合作。

（二）有效沟通

在言语沟通方面，应注重语言修养，如文明性用语、安慰性用语、治疗性用语、规范性用语等；在非言语沟通方面，应善用面部表情、目光接触、健美体态、恰当手势、人际距离、触摸等，促进患者的适宜身心状态；对非正式的谈话内容，不可表露厌烦、否定的对立情感，对患者的许诺要兑现，对于办不到的事应耐心解释，不可敷衍、做出不切实际的承诺。为患者进行任何治疗与护理均应告诉患者治疗护理的理由及注意事项，以取得患者的合作。

（三）适时渗透

护士在护理过程中应适时渗透心理护理。如神志清醒、正在接受紧急救治的急性心肌梗死患者，虽然能从医护人员镇定自若的神态中获得一些安慰，但无法完全消除对病症的极度恐慌，他依然双目圆睁、烦躁不安。此时应对该患者适时进行心理护理，护士须嘱其放松高度紧张状态，并指导患者进行深呼吸或转移其注意力等。

第2节　心理护理技术

社会飞速发展、竞争日趋激烈、人民生活水平不断提高，疾病谱发生改变，促使医学模式发生了转化，从而要求护理工作从单纯对患者生活和疾病的护理扩展为全面照顾和满足护理对象的生理心理、社会各方面的需要，心理护理技术已成为整体护理的核心内容。护士运用心理护理技术对患者进行有效的心理干预，是临床护理工作的重要环节，是促进患者早日康复、提高生活质量的重要技术方法。

案例 8-2

患者，男，某小学老师。因失恋导致寝食难安，到心理咨询室来求助。

患者：“这段时间老觉得头痛、胸闷，心情郁闷，常为一些小事跟父母发脾气，到医院检查未发现有什么疾病，女朋友一个月前正式提出分手，并告诉我她已经有了新男朋友，我接受不了这个事实，脑子里总闪现和女朋友在一起的画面。”

问题： 1．该患者有哪些心理变化？

2．护士应该怎样帮助该患者？

一、一般性心理护理技术

一般性心理护理技术是针对所有护理对象进行的护理方法，是所有护理工作者都应当掌握的工作方法。具体内容有以下几种。

（一）建立良好的护患关系

良好的护患关系是进行心理护理的前提和基础，适用于所有患者的心理护理过程。它本身也具有缓解心理应激、调节情绪的作用。这种关系应该是建立在相互尊重、信任和合作的基础上，主要是通过护理人员的言、行、神态去影响患者而建立起来的。

（二）争取家属亲友的密切配合

家属亲友的言谈举止直接影响着患者，其良好语言行为能给患者以安慰和支持；而不良语言行为对患者是一个恶性刺激。护理人员应对家属亲友进行保护性医疗的宣传，使之懂得自己的言行可以影响患者的心理和治疗效果，不论遇到什么情况，家属亲友都应沉着、冷静，积极配合治疗。

（三）促进病友间良好的人际关系

社交需要是人不可缺少的需要。病房是一个群体单位，由于疾病的关系，患者相互间在情绪和行为等方面的影响是很大的，护理人员应鼓励与促进病友间的交流，使之获得处理相同问题的方法和调养知识，改变自己的认知，克服消极情绪，同时应注意患者对疾病的错误认识也可能在病友间进行交流，护理人员应及时发现、纠正这些错误认识并引导到正确的方向。对于文化水平偏低、不善于与人交往或家属亲友探视少的患者，护理人员应引导病友多主动与他接触，以消除其陌生感和孤独感。

（四）创造舒适的疗养环境

环境直接影响着患者的心理活动，安静、舒适、优雅的治疗环境对患者的心理调节产生着良好的影响，可以使人心情舒畅，产生积极的情绪。

（五）积极关注

在医院里无论患者表现何种行为、何种情绪，医护人员都要对他们投入积极的关注，不做评价、无条件地接受他们的各种情感，乐于接受他们此时此地的真实自我，这样患者就会逐渐学会以同样的态度对待自己，逐渐减少对自己经验和体验的否认和歪曲，自我概念和自我经验更趋于一致，并不断获得改变和成长。让患者体验到一种尊重、安全、自由，从而使他们可以无所顾忌地思考与行动，不必再受以前形成的观念的限制。让患者感到被理解、被接纳，愿意与护士深入地探讨自己的问题。

二、支 持 疗 法

（一）概述

1．概念　支持疗法又称支持性心理疗法，由桑代克于 1950 年首先提出，是指护士应用心理学理论与技术为患者提供精神支持的心理治疗方法，是一种以“支持”为主的特殊性心理治疗方法。该方法不用像精神分析那样去分析求助者的潜意识，而主要是通过劝导、启发、鼓励、支持、同情、说服、保证等方式，帮助求助者认识和分析目前所面对的问题，激发患者的潜能和优势，达到正确面对各种困难或心理压力的目的。

2. 适用范围　支持性心理疗法作为心理护理技术与治疗的基本技能而被普遍采用，适用于以下类型的患者。

（1）突然遭受严重的挫折或心理创伤，面临精神崩溃，需要依靠他人的支持和帮助，以渡过心理上难关的患者。

（2）在工作、生活环境中长期存在紧张、压抑或心理矛盾所引起的焦虑、抑郁、苦闷等不良情绪的患者。

（3）患有各种心身疾病或严重的躯体疾病时，对疾病的性质、危害性认识不足，缺乏信心而产生前途渺茫、悲观失望甚至产生自杀倾向的患者。

（4）各类神经症患者，如焦虑性神经症、强迫性神经症、恐怖性神经症、抑郁性神经症、疑病性神经症、失眠症等。

（5）患有慢性病、恶性肿瘤的患者。

（二）支持疗法常用技术

支持性心理疗法并不局限于有明显心理障碍的患者。日常生活中各种人际纠纷所带来的不愉快事件，都可以通过对当事双方进行支持性心理疗法得到解决。支持性心理疗法的常用技术有倾听、安慰、解释、共情与暗示等。

1. 倾听技术　倾听是支持疗法的核心技术，也是一项重要的心理护理技术。倾听是一个主动引导、积极思考、澄清问题、建立关系、参与帮助的过程，它有利于护士了解患者情况，发现患者的心理问题，同时有助于患者对护士产生信任感，因此掌握倾听技术是对每个护理工作者的基本要求。

（1）倾听的含义：倾听是在对方讲话的过程中，通过视觉和听觉的同时作用，接受和理解对方的思想、信息及情感的过程。倾听不是被动接受的过程，而是一个积极参与并有适当反应的过程，包括护士通过身体传达的专注。倾听技术不同于日常谈话中的倾听，而是作为一种心理咨询的技术贯穿于整个心理护理过程中。

倾听的目的是帮助护士通过倾听采集患者资料，明确困扰问题，还能够向患者表达出一种开放、谦和、专注、投入的态度，有助于建立良好的护患关系。积极地倾听还可以鼓励来访者更加开放自己、坦诚地表达自己，具有让来访者充分释放情绪的效果。

（2）倾听的技术要点

1）专注于患者谈论的内容：认真地听患者说话的内容，这是倾听技巧的关键。在倾听过程中护士注意不要把自己的观点和经验强加于人，以至于使交流无法顺畅地进行；更不要插入干扰性或具有破坏性的问题而随意将交流引到其他话题上。倾听技术重在“听”，而不是护患的语言交流。

2）非语言关注：在倾听过程中，护士的非言语活动起着重要作用，目光接触、身体语言、空间距离和沉默等都是传递信息的重要方式。护士运用非言语关注时，一是让患者有被关注感，感到护士正在关注着他，在倾听他的诉说，从而促进他的自我表达、自我开放；二是护士在听的同时也给予适当的非言语反应，如点头、微笑，用表情动作特别是面部表情表示理解或惊讶，使患者产生“护士重视我说的话”的感觉。

知识链接

体态语言

人的身体姿态表情是丰富多样的。正襟危坐可知其恭谨或紧张，坐立不安可知其焦虑慌神，手舞足蹈可知其欢乐，捶胸顿足可知其懊恼，拍手可知其兴奋；振臂时显得慷慨激昂，握拳时显得义愤填膺，不停搓手时表示心中烦躁不安；轻盈的脚步可看出心情愉快，沉重而不均匀的脚步表明处境不佳，迟缓的脚步表明心事重，铿锵有力的脚步表明勇敢与坚强；昂首挺胸表明自信与自豪，点头哈腰表明顺从与谦恭，手忙脚乱表明心情紧张，全身颤抖又冒虚汗表明心虚害怕。

3）善用重述技术：这是一种给患者“我在听，请再多说一点”的感觉的能力。护士在听的过程中，要善于抓住患者所谈内容的关键词，用这些关键词组织成简短的语言，并把经过浓缩的语言反馈给患者。护士只对患者讲话的内容进行反馈，而不对其进行评论和提问。反馈的要点是进行核对，如果护士理解得正确，患者就会给出“是的”“对的”这样的反应；如果护士没听清或理解有误，患者会自然地进行纠正“不是的”“我不是那个意思”，然后护患双方通过共同努力，确保信息的正确性，直到对方完全理解。

4）恰当询问：提出问题可以引导交谈主题。询问有两种方式：一种是开放式询问，另一种是封闭式询问。开放式询问具有交谈自由、信息量大的特点，患者必须用较详细的语言来回答，它能引导患者对某些内容进行深入表达，有助于护士深入了解和掌握来访者的情况；封闭式询问是护士用“是不是”“对不对”等词提问，患者只需做出肯定或否定回答。封闭式询问可以使收集的资料更准确，但信息量较小。在实际心理护理过程中，应当将两种方式结合起来运用。

5）多用鼓励语言：护士运用语言和非语言的方式来表达对患者叙述内容的关注和鼓励。通常采用“嗯”“后来呢？”“还有吗？”等词语，也可直接重复患者的话或对患者的叙述回馈以点头、微笑等，鼓励其朝着某一方向继续深入会谈。

6）注重情感反应：情感反应是指护士对患者表达的情感进行的反应。在会谈中，患者以言语或非言语方式表述问题时，总是伴随一定的情感，并通过一定的情感表现出来。护士在倾听时，了解其情感所包含的意义十分重要，可由此做出较为合理的判断。情感反应在倾听过程中具有重要的价值，它有助于促进护患双方情感的沟通。护士若能准确地对患者的情感进行反应，会使患者深切体会到被人理解的感觉，促使患者更深入地表达自己，有助于患者对情感的自我理解和对问题的深入探索。有时患者的情感流露是自发的，或并未意识到其隐含的意义，若护士能做出准确的反应，可使患者正视被忽略的情感，有利于患者对情感的疏理，加深对自我的理解和对问题的探索。

7）创造安全的谈话氛围：护士有效地倾听，能够让患者感到安全、自在，愿意讲出自己的想法和感受，而不会感到威胁和挑战，不必担心护士会纠正自己、提出无理的建议与批评。

运用倾听技术还应注意听并非仅仅是用耳朵听，更重要的是要用心听，去设身处地地感受。护士不但要听懂患者通过言语行为所表达出来的东西，还要听出患者在交谈中所省略的和没有表达出来的内容。在倾听时不要急于下结论，不要做道德的或正确与否的判断，更不要轻视患者的问题。

2．安慰技术　就是用积极语言对患者心理进行干预，能使个体感觉获得了社会支持，增强了自我价值而变得自信、自尊，获得积极向上的力量并树立希望。当求助者由于某种原因而情绪低落、自责、自卑，甚至悲观绝望、对生活丧失信心时，护士运用安慰技术不失时机地给予其鼓励安慰，矫正其对人生价值的错误认识，帮助他们振作精神，增强信心，增强应付各种危机的能力，以便更好地适应社会。在护理工作中，常用安慰技术的方法有以下几种。

（1）亲切问候法：是指在护患沟通中，护士以亲切关心的话语作开场白，主动介绍情况，消除患者焦虑、紧张情绪的方法。亲切问候法以对患者的尊重为基础，亲切的问候，礼貌的语言，真诚的关心，不仅有助于建立良好的护患关系，促进患者的遵医行为，积极主动地配合检查治疗，还能让患者感到温暖，增加安全感，有助于缓解紧张情绪。

（2）解释开导法：患者在接受治疗的过程中，护士应适当询问，表达关切，注意倾听患者的叙述。由于患者对疾病的知识了解相对较少，担心健康问题，容易产生恐惧或疑惑心理，因此护士应耐心地为患者解释病情，并对患者进行安慰和开导，做好健康教育工作。

（3）关心体贴法：患者生病后，其生理与心理均发生变化，承受着精神和肉体上的双重痛苦，感情和意志都变得脆弱，言行缺乏控制力，甚至会将疾病所造成的怨恨迁怒于医护人员。此时，患者尤其需要医护人员的关心、理解和宽容。护士诚挚的关心、美好的语言、和蔼的态度，可以化解患者的负性情绪，增强战胜疾病的信心，从而有助于患者的遵医行为。

（4）准确合理法：在护患沟通中，护士的语言表达要准确，切合实际。一是既不扩大，也不缩小，更不能含糊其辞、模棱两可。二是既要起到宣教、解释、指导、建议、安慰、鼓励的作用，又要避免不恰当的语言带给患者的负面影响。

应用安慰技术要注意：一定要在良好护患关系的基础上完成；要根据患者的情况合理应用，做到因人因时因地安慰；护士要用科学的方法完成，它是护士综合素质和职业操守的表现，是责任和义务的表现。

3．解释技术　解释是帮助患者、家属解除疑虑，以患者为中心，实行人性化服务的方法之一，在护理工作中有重要的地位和作用。临床护理工作中，护士运用解释技术可以使患者家属了解医护人员实施救治的目的，解除思想顾虑，配合医疗护理，避免护患纠纷，它是实行优质护理服务的方法之一。

（1）解释的定义：解释是运用某一种理论来描述来访者的思想、情感和行为的原因，解释可以使来访者从一个新的、更全面的角度来重新面对困扰、周围环境及自己，并借助于新的观念和思想来加深了解自身的行为、思想和情感，以产生领悟，提高认识，促进变化。恰当的解释，能够调动患者治疗的积极性，提高患者满意度。

（2）解释技术的要点：在临床护理工作中，解释具体包括以下几方面内容。

1）提供信息：在患者入院后，由护士为其介绍医院环境、生活设施、主治医师、责任护士、相关制度及注意事项等，以减少患者因不了解信息产生的恐惧、焦虑及不安全感。

2）健康宣教：住院期间护士还要对患者进行基本健康知识宣教，重点讲解与其所患疾病相关的预防、保健治疗及康复治疗等信息，以便患者能更好地配合治疗及护理。

3）医护操作说明：患者入院后会接触各种不同的治疗操作，可能有些简单的操作患者以前接触过，但没有完全理解，护士在操作中应履行护理操作的一些解释、建议和指导的义务，如操作目的、方法及怎样配合、注意事项等，以提高医护检查治疗的效果。

使用解释技术时应注意科学性，护士要从理论高度给予科学系统的解释；明确自己解释的内容，如果模糊不清或前后矛盾，就不能达到预期的效果；要把握对什么样的人、在什么时候、用什么样的理论、怎样解释才好，要在实践中灵活熟练和创造性地运用。

4．共情技术　共情可以有投入、同理心、通情达理、设身处地等多种译法，它是一个复杂的过程，包括认知分析、情感反应，是心理护理技术的重要组成部分。

（1）共情的含义：罗杰斯认为，共情是体验他人内心世界的能力。对于护士来说，共情的具体含义包括：第一，护士通过患者的言行，深入对方的内心去体验他的情感与思维；第二，护士借助知识和经验，把患者的体验与其经历和人格相联系，更深刻地理解患者心理问题的实质；第三，护士运用共情技术，表达对患者内心世界的体验和所面临问题的理解，影响对方并取得积极反馈。

（2）共情的目的：通过共情可以达到促进良好护患关系的建立，鼓励并促进患者进行深入的自我探索、自我表达，稳定其情绪，缓解其心理压力和心理应激，提高其适应能力的目的。还可促进护患双方彼此的深入理解和更深入的交流，起到助人效果。

（3）共情的技术要点

1）设身处地理解患者：护士要接纳患者的价值观、生活方式、生活态度、认知能力、行为模式、人格特征，不对患者进行道德评价和判断；护士在表达共情时，要善于把握角色转换，体验患者的内心，如同体验护士自己的内心。共情的基础不是要求护士必须具有和患者相似的经历，而是要站在患者的角度看待患者的世界，理解患者的问题。

2）通情达理：共情的目的是深入准确地理解患者及其存在的问题，但不同的患者情况不同，所存在的问题及其表现也各不相同。因此，对不同的患者，在心理护理的不同阶段表达共情也应该有所区别。那些迫切希望得到理解、迫切需要抒发自己内心感受的患者更需要共情。

3）神入：护士除了通过言语表达共情，还要善用非言语表达。通过目光接触、面部表情、身体姿态和动作等表达对患者的关注和理解，这就是神入。护士关注的目光、前倾的身体姿势、理解时点头的动作和面部表情的变化，都能表达出护士对患者的共情，有时使用非言语表达比言语表达更简单有效。所以，在实施心理护理时，护士应善于把两者结合起来，恰到好处地运用。

表达共情时应注意护士视角需要转化，护士要把自己放在患者的处境中来尝试感受他的喜怒哀乐。共情应把握好时机、掌握适度，才能恰到好处。共情要因人而异，要考虑性别、年龄和文化背景等。护士应不断验证是否共情，得到反馈后及时修正。

5．暗示技术　暗示是指在无对抗的条件下，用含蓄、抽象诱导的间接方法对人们的心理和行为产生影响，从而促使人们按照暗示者所指引的方向行动或者思考。暗示是一种普通的心理现象，是人类最简单、最典型的条件反射，如一个花粉过敏引起哮喘的患者，看塑料花时也会引起哮喘发作。在应用暗示技术时护患关系和患者暗示性的高低影响治疗效果，暗示分为积极暗示和消极暗示，护士在护理工作中要有意识地使用积极肯定的心理暗示，对患者的心理、行为、情绪产生积极的影响。常用的暗示技术有以下几种。

（1）言语暗示：通过语言形式，将暗示的信息传达给受试者，从而产生影响的作用。临床治疗工作中经常可以看到这样暗示患者的情况，如“这个药是专治这种病的”“针刺的止痛效果特别好”等。如治疗癔症性失明时，轻压患者的双眼眼球，用语言暗示：“感到酸胀，就证明视功能正常，看到金色闪光点，就证明视力已恢复”，并让患者充分感受，常常发现失明症状会瞬间消失。

（2）操作暗示：通过对患者实施操作，如躯体检查、仪器检查或虚拟简单手术而引起的心理行为改变的过程，如利用电针仪等治疗癔症性失音，效果非常理想，在实验前，先将仪器的作用、可能的反应告诉患者，还告诉他通过该仪器的作用疾病可以痊愈，待患者点头表示明白后即开始治疗。经过一段时间的使用，医生看到患者反应良好，令其试着发出“啊……”，便真地发出了声音。

（3）药物暗示：给患者使用某种药物，利用药物的作用进行暗示。例如，静脉注射10%葡萄糖酸钙，在患者感到身体发热的同时，结合语言暗示治疗癔症性失语。安慰剂也是一种药物暗示，据报道1187名心前区疼痛的患者使用安慰剂，82%的患者症状得到改善。

（4）催眠暗示：是指应用一定的催眠技术使求助者进入催眠状态，并用积极的暗示控制求助者的身心状态和行为，以解除和治愈求助者躯体疾病和心理疾病的一种心理治疗方法。

（5）其他方法：在用暗示治疗方法时，采用环境暗示、笔法暗示、自我暗示等多种方法均可取得一定的疗效。

知识链接

测测你的暗示性

1. 嗅觉测验法 事先准备好3个装有纯净水的试管，请被试者分辨哪个装有水、哪个装有白醋或酒精，分辨不出给0分，挑出1种给1分，挑出2种给2分。

2. 手臂测验法 要求被试者闭眼平伸右手，测试者暗示他越来越沉，沉得往下落。30 秒后，下落不明显者给0分，下落6～15cm者给1分，下落15cm以上者给2分。

以上两项结果分数越高，暗示性越强。

三、其他疗法

（一）理性情绪疗法

理性情绪疗法（RET）是美国著名心理学家艾利斯于20世纪50年代创立的一种心理治疗理论与方法。顾名思义，这种方法是通过纯理性分析和逻辑思辨的途径来改变患者的非理性观念，以帮助他解决情绪和行为上的问题。此疗法的优点是疗程短、疗效快和相对稳定。

适应证包括焦虑、婚姻问题、神经症性障碍、人格障碍、青少年行为问题、心身疾病等，不适用于无领悟能力者如智残、精神病、年幼和老年痴呆者等。

理性情绪疗法的基本理论主要是ABC理论：A指刺激性事件；B指个体的信念系统，是个体在遇到诱发事件之后产生的信念，即对这一事件的看法、解释和评价；C指经历事件后引发的情绪及行为结果。人们错误地将情绪不良（C）的原因归于事件（A），即A引起了C，而实际上如果没有个体信念系统B介入的话，A不能引起C。

由于个体信念各异，其情绪及行为后果也各不相同。合理的信念将产生适当的情绪与行为，而不合理的信念将产生不适当的情绪与行为，如焦虑、抑郁、挫败感及攻击行为等。治疗者引导患者对其不合理信念进行审视、界定、分辨及辩论，则为D；患者采纳治疗者建议的理性思维方式，以合理的信念取代了原先的非理性观念，情绪及行为将随之改变，即达到了治疗效果，则为E，见图8-2。

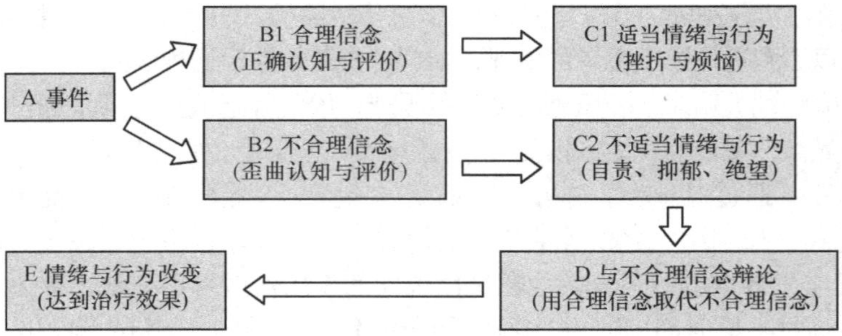

图8-2 ABCDE模式图

（二）行为疗法

1. 系统脱敏疗法 是沃尔普在20世纪50年代末发展起来的一种以渐进方式克服或消除神经症性反应的治疗方法。这一疗法认为，人的肌肉放松状态与焦虑状态是对抗的过程，通过肌肉的放松而达到生理上的放松能抑制焦虑情绪，如果患者处在放松状态时接近一个能引起微弱焦虑情绪的刺激，由于放松对焦虑的抑制作用，患者便能够忍受体验到的焦虑。经过几次反复，逐渐增加刺激的强度，直到最强的刺激也不能引发焦虑为止。系统脱敏疗法适用于恐怖性神经症，尤其是许多与焦虑反应相联系的行为障碍等。系统脱敏疗法分三个基本步骤，具体如下。

（1）放松训练：对患者进行肌肉放松训练，以此来对抗患者的焦虑反应。训练的方法多种多样，要根据病种的不同采取不同的放松训练。治疗中最常用的放松方法是逐个放松身体的肌肉群与紧张放松相结合，并且要遵循循序渐进地进行训练的原则。每日1次，每次20～30分钟，一般需6～8次才能学会放松。这要求来访者自身反复练习，直至能运用自如。在训练中要特别注意让患者学会体验肌肉紧张与肌肉松弛间的感觉差别，便于其主动掌握放松过程及心理体会，然后按照指导语进行身体各部分先紧张后放松的训练，直至达到能主动自如地放松全身的肌肉。

（2）建立等级排列表：通过仔细询问患者的病史，建立包括问题情境和情节在内的事件反应等级表。等级排列表要按照刺激最小、焦虑反应最弱，到刺激最大、焦虑反应最强的层次顺序排列，每一个等级均可从时间和空间方面来加以考虑，即不断改变患者与引起焦虑的刺激在时间长短上或空间远近上来划分。等级的数目及每一个等级的具体内容应视患者的不同情况而定。临床上，等级数目通常以不超过20个为宜。

（3）实物脱敏：将焦虑反应等级中引发焦虑的事件刺激与放松反应真正对应起来，实施实际的治疗。护士给患者呈现引起焦虑反应事件刺激时，要按照由弱到强的等级顺序进行。当患者处在放松状态时，向其呈现一个等级的事件刺激，如果患者没有焦虑反应或焦虑反应很弱，再进行下一个等级的事件刺激。如果呈现某一等级事件刺激时，患者出现强烈的焦虑反应，就要停下来让患者进行放松，然后再重复该等级事件刺激，直到没有焦虑反应或反应很弱，再进行下一个等级的事件刺激。如果全部等级的事件刺激均能通过，而没有焦虑反应或反应很弱，患者就会得到较好的治疗。一般经过数次想象脱敏后，对最高等级刺激事件不再焦虑即可转入现实脱敏，从低到高，逐级训练，以达到全身适应。

2．示范疗法　它是通过让患者观察和模仿来矫正其适应不良行为的一种行为疗法，以行为主义的基本原理为基础。人的各种行为，无论是适应性行为还是不良行为，都是通过后天的学习获得的。因此，通过同样的方式也可以改变不良行为或重新学习适应性行为。我们在生活中所学到的很多东西，从行为到态度，都是通过观察并模仿他人而习得的，童年的学习尤其具有这种特点。示范疗法适应证有儿童或成人的恐惧行为、儿童的攻击性行为、遗尿、孤独症、懒散行为、社交恐怖等。一般而言，模仿学习的行为治疗方法有两种方式：一是想象模仿；二是参与模仿。

3．放松疗法　也称松弛疗法，是通过一定的程序训练来访者学会精神上及躯体上（骨骼肌）放松的一种行为治疗方法。常用的方法有以下几种。

（1）想象放松：主要是通过让求助者想象一些比较惬意和舒适的情境，来达到身心放松、缓解焦虑的目的。

（2）腹式呼吸放松：它是一种慢节律方式的深呼吸，是一种极度放松状态，以6次为宜。做腹式呼吸时，先要选择一个舒服的座位和坐姿，然后把一只手放在腹部（胸肋下面）。吸气时，应该感到腹部向外突出，膈肌下移使空气深吸入肺内，同时，注意肩膀不动，然后慢慢把气呼出去。

（3）肌肉放松：指通过让人有意识地感觉主要肌肉群的紧张和放松，从而达到放松的目的。肌肉放松的顺序自下而上依次为脚趾、小腿、大腿、臀部、腹部、胸部、背部、肩部、臂部、颈部、头部；若自上而下进行，则从手掌开始，至脚趾结束。紧收肌肉，注意这种紧张的感觉，保持这种紧张感15秒后逐渐放松，体验放松的感觉。在放松过程中，要注意呼吸的配合，当身体处于紧张状态时，吸气或者屏气；处于放松状态时，呼气。

（4）音乐放松：包括纯粹的轻音乐、颂钵音乐等。

小　结

心理护理是整体护理的重要组成部分，目的是为患者提供良好的护理环境、满足患者的合理需要、消除不良的情绪反应、提高患者的适应能力。目前，我国推行的护理程序包括：建立良好的护患关系、全方位采集心理信息、客观量化的心理评定、确定患者基本心态、分析主要原因或影响因素、选择适宜对策、观察评估效果、确定新的方案。

心理护理技术是护理工作中的重要环节，在做好一般性心理护理的基础上，重点掌握支持疗法的倾听、解释、安慰、共情和暗示，并运用到护理工作中。心理护理与其他临床护理方法有区别，有其独特的方法、程序和注意事项。良好的护患关系是心理护理技术成功的基石。掌握好理性情绪疗法和行为疗法，在掌握适应证基础上做到熟练应用，消除患者痛苦，提高临床整体护理效果。

自 测 题

一、名词解释

1．心理护理

2．理性情绪疗法

3．行为疗法

二、填空题

1．心理护理程序包括_______、_______、_______、_______、_______、_______、_______、_______。

2．系统脱敏疗法可分为三步：_______、_______、_______。

3．支持疗法包括_______、_______、_______、_______、_______。

4．放松疗法包括_______、_______、_______、_______。

三、单项选择题

1．属于行为疗法的是（　　）

A．自由联想　B．系统脱敏疗法

C．支持性疗法　D．理性情绪疗法

E．解释技术

2．不属于支持疗法的是（　　）

A．共情技术　B．系统脱敏疗法

C．倾听技术　D．安慰技术

E．解释技术

3．系统脱敏疗法的适应证是（　　）

A．恐怖性神经症　B．精神分裂症

C．躁狂症　D．抑郁症

E．高血压

4．理性情绪疗法不适用于（　　）

A．焦虑

B．婚姻问题

C．青少年行为问题

D．心身疾病

E．精神病

5．实施心理护理的关键是（　　）

A．护士倾听时的耐心

B．护士的同情心

C．调动护理对象积极的心理因素

D．护士的关心和保证

E．给予药物治疗

四、简答题

1．心理护理注意事项有哪些？

2．理性情绪疗法的ABC理论是什么？

（王曼青）

第 9 章 临床患者的心理护理

随着生物医学模式向生物-心理-社会医学模式的转化，护理工作从单纯的对患者生活和疾病的护理，扩展为全面照顾和满足护理对象的生理、心理、社会方面的需要。护理的概念早已超出了传统的对疾病护理的范围，心理护理日益受到重视。

第 1 节 临床常见问题的心理护理

人在患病后，由于疾病的影响和某些需要得不到满足，便会产生心身两方面的反应，如认知功能、情绪、意志行为、人格及某些生理变化。患者由于所患疾病的性质、严重程度、个体抵抗力的不同，心理反应、对疾病的态度、临床表现也各有差异。患者常见的心理问题主要有焦虑、恐惧、抑郁、愤怒、孤独等，护士应在细心观察、准确评估、周密计划、积极落实的基础上，做好心理护理。

心理护理是指在护理全过程中，护理人员在良好的人际关系基础上，运用心理学的理论和技能，通过各种技巧和途径，积极地影响护理对象的心理状态和行为，促进健康的一种护理方法。

案例 9-1

患者，女，40 岁，1 小时前因车祸造成股骨骨折入院。已作急救处理，现患者生命体征基本稳定。进入病区后，护士发现该患者精神极为紧张，不断地询问自己的病情，反复求证自己是否会被截肢。在家人面前自责自己开车不小心，还说“如果我变残疾了，我就不活了！”。

问题： 1．患者当前的心理状态是怎样的？

2．应如何护理该患者？

一、焦 虑

（一）焦虑的概述

焦虑是一种内心紧张不安、恐惧和预感到似乎将要发生某种不利情况而又无法应对的负性情绪反应。如对亲人或自己生命安全、前途命运等的过度担心，其中含有着急、挂念、忧愁、紧张、恐慌、不安等成分。它与危急情况及难以预测、难以应付的事件有关。

（二）焦虑的评估

患者在无客观原因的情况下长期处于焦虑状态，常常无缘无故害怕大祸临头，担心患有不可医治的严重疾病，可表现为坐卧不宁、烦躁失眠、惶惶不安、对未来莫名担忧、唯恐受挫，甚至对诊治和护理的各个环节都存在担忧等症状。

（三）心理护理

1．加强健康教育，让其了解与疾病相关的信息，降低患者焦虑的程度。

2．指导焦虑者学习与训练放松技术，掌握对焦虑情绪的自我调控方法，如想象、深呼吸、肌肉放松等。

3．严重焦虑难以缓解的患者，可在医生的指导下予以抗焦虑药物治疗。

二、恐　　惧

（一）恐惧的概念

恐惧是指人们在面临某种危险情境或威胁时，企图摆脱而又无能为力时所产生的一种负性情绪。恐惧心理就是平常我们所说的“害怕”。

（二）恐惧的评估

恐惧的表现包括生理与心理两方面。在生理上：表现为心率加快、血压升高、呼吸加快、面色苍白、尿频尿急、肌肉颤动、疲乏无力甚至晕厥等症状；在心理上：表现为精神极度紧张、烦躁不安、易激惹和惶惶不可终日，常伴有恐怖、害怕和逃避行为等。

（三）恐惧的心理护理

1．尽量少谈论易引起患者恐惧心理的话题，多使用温和的语言，让患者感到危险情境减弱或消除，增强其安全感。

2．在手术或进行特殊检查、治疗时，护士要预先做好告知工作，让患者了解足够的信息，做好充分的心理准备。

3．当患者面临恐惧时，护士可指导患者作放松训练，如练习深呼吸等，以缓解恐惧心理。

三、抑　　郁

（一）抑郁的概念

抑郁是一种以显著而持久的心境低落为主要临床特征的消极情绪状态。患者心境低落与其处境不相称，严重者可出现自杀念头和行为。

（二）抑郁的评估

抑郁的主要表现为情感低落、思维缓慢和语言动作减少与迟缓等。在生理上表现为担心自己患有各种疾病，感到全身多处不适，如食欲和性欲减退、失眠、头痛、易疲劳、体重下降和自主神经功能紊乱等；心理上多表现为消极压抑、郁郁寡欢、少言孤僻、心境低落、自卑自怜，严重者甚至产生轻生的念头和行为。

（三）抑郁的心理护理

1．帮助患者培养良好的心态　引导患者多从正面看待问题，积极关注治疗护理中的点滴成功，增强战胜疾病的信心与决心。

2．帮助患者建立良好的社会支持系统　指导家属、朋友在生活上、精神上多关心、关爱患者。

3．指导患者学会自我调控情绪　指导患者利用深呼吸、放松术等调节自己的情绪，鼓励患者积极的行为，培养良好的自信。

4．其他　对严重抑郁的患者，要密切观察病情，并在医生的指导下给予抗抑郁药物与心理治疗；对有自杀倾向的患者要及时进行危机干预。

四、愤　　怒

（一）愤怒的概念

愤怒是指个体在追求目标的过程中遇到障碍、受到挫折时产生的一种负性情绪反应，如不满、厌恶、恼怒、大怒和暴怒等。愤怒的产生取决于阻碍目标达到的顽固性，以及受阻碍的程度，特别是当个体意识到所遇到的挫折是不合理的或是被人恶意造成时，愤怒就产生了。

（二）愤怒的评估

愤怒时个体往往表现为血压和血糖升高，呼吸、脉搏加快等；常见的心理表现为攻击性行为、情绪波动及易激惹等。

（三）愤怒的心理护理

1．体贴、理解、关心　护士对愤怒的患者要给予充分的理解与关心，体谅包容他们的情绪。

2．冷静处理　在患者处于情绪激动时不要做过多的解释，待患者情绪恢复平静时再进行安慰、解释等心理护理。

3．引导宣泄　由于长时间的抑制愤怒情绪会对健康造成不利影响，因此护士应适时、正确地引导患者进行有效宣泄。

4．注意观察　严密监测患者愤怒时各项生命体征和生理指标的变化，严防各种意外的发生。

第2节　临床各类患者的心理护理

一、新入院患者的心理护理

新入院患者的心理状况因年龄、性别、职业、文化程度，以及病种、病情不同而表现各异。根据患者的不同情况做好针对性的入院护理，是使患者树立战胜疾病的信心，积极配合治疗的关键。住院虽有利于对疾病的治疗，但对患者来说也是一种较强的心理刺激。新入院患者多数会有陌生感、孤独感和焦虑、恐惧、困惑、无助等消极情绪。

1．协助患者适应医院环境　护士应主动地为患者安排一个整洁、安静、舒适的病室环境，主动、热情地接待每一位新患者，消除或减轻患者的陌生感和孤独感。

2．协助患者适应患者角色　护士应对患者表达接纳、关心、爱护和尊重。主动与患者进行有效沟通，了解患者的需要，鼓励患者多表达其感受，倾听他们的诉说，与患者讨论护理计划，共同制订促进健康的护理措施。对不愿放弃“患者角色”者，护士应启发其对生活和工作的兴趣，逐渐放松保护。对患者不愿提及的生理缺陷或其他隐私，应严守秘密。对生活方面需要协助的患者，在不违反治疗原则的情况下尽量按患者的意愿去办，使患者保持自尊，感受到护士对自己的爱护、体贴，感受到护士对自己具有信心。

3．协助患者保持良好的自我形象　患者住院早期，往往处于不舒适状态，其穿着、饮食、活动均受到一定限制。特别是生活不能自理时，更会使患者感到失去自我而自卑。护士应尊重患者，用温和的态度，主动、真诚地与患者交谈，帮助患者改善自我形象，如协助患者保持整洁的外表，洗发、梳发、擦浴、更衣、换单，适当照顾患者原来的生活习惯和爱好，使患者的身心需要得到满足，从而获得自尊，并主动地配合治疗、护理，促进疾病的康复。

4．协助患者建立良好的人际关系　护士要帮助新入院患者在病情允许情况下多与病友接触，动员社会支持系统来关心和帮助患者。护士应鼓励家属、亲朋来访，使患者感受到周围的人都在关心、重视、支持他，以得到心理支持，求得心理平衡，度过心理危机，走向健康。

二、急危重症患者的心理护理

急危重症患者指那些发病急、病情重而需要紧急抢救的患者。这类患者大多一入院即进抢救室，抢救室的各种仪器、医护人员紧张严肃的面孔，大出血、窒息、剧痛等病症使意识清醒的患者产生焦虑、恐惧、抑郁、依赖的心理，做好此类患者的心理护理，是促进救治成功的关键因素之一。否则，重度躯体损害与不良心理反应交互作用，会导致非常严重的后果。在面对急危重症患者时，心理护理的中心任务是增强患者的安全感。

（一）消除负性情绪

负性情绪可增加患者病情复发、恶化的可能，稳定急危重症患者的情绪是心理护理的首要工作任务。主要措施有以下几种。

1. 热情接待，礼貌地询问患者或家属病情，沉着冷静、有条不紊地进行抢救和护理工作，以恰当言行稳定患者的情绪，增加患者的安全感和对护士的信任感。

2. 避免在患者面前谈论病情，切忌当面跟患者说“病情太重”“我们已经尽力了”之类的话。

3. 针对患者的恐惧，护士应充分理解其退缩行为，不训斥患者，使其感受到医院的温暖、安全。

4. 告诉患者家属在患者面前保持镇定的重要性，要求尽量不在患者面前流露悲伤情绪，以免增加患者的心理负担。

5. 鼓励患者合理宣泄，向护士或亲友倾诉烦恼，以缓解心理压力，稳定情绪。

（二）缓解紧张局面

护士应设法消除或缓解抢救室的紧张气氛，使患者有安全感。抢救时医护人员娴熟的医疗操作技术、严谨的工作作风、镇定自若的神情让患者感到医护人员可信、可敬，从而获得安全感。

（三）消除依赖心理

患者习惯了抢救的情形和环境，会对医生、护士、亲友的特别照顾产生依赖性。依赖一方面有助于患者的遵医行为，有利于其早日康复；但过度依赖不利于调动患者的主观能动性，妨碍疾病好转。对此，护士要帮助患者形成明确、有积极意义、可实现的目标，使他从实现目标中获得自信和成就感，采取积极的应对策略。

（四）提供健康咨询

对因病情重、反复而对治疗失去信心的患者，护士应尽可能多地接触患者，了解患者的心理问题及心理需求，及时反馈病情诊断、治疗等方面的信息，向患者解释病情、病情的发展及预后，根据患者的个性差异、心理承受能力，尽量说得客观些，无论预后如何，原则上都应给予支持和鼓励，尽量避免消极暗示，减少来自家属、病友方面的消极暗示，以缓解患者的紧张情绪和心理压力，增加安全感。

三、慢性病患者的心理护理

一般认为患者的病程超过 3 个月、症状已稳定则可称为慢性病患者。慢性病患者因为需要承受长期的病症折磨，经历漫长的病程，所以往往产生极为复杂的心理活动。

1. 改善不良认知，树立康复信心　慢性病患者因其病程长、疾病反复、治疗效果不佳及劳动能力丧失等，使家庭、事业和经济等受到损失，感到沮丧和失望，护士要给予关注和支持，耐心解释和诱导，说明连续治疗的重要性，让患者认识到心理上重视治疗，情绪上保持乐观对提高治疗效果具有重要意义。帮助患者正确地对待疾病，正视现实，重建对慢性病的正确认识，积极配合医务人员进行规范治疗，达到减轻或消除疾病症状的目的。

2. 营造温馨环境，建立和谐关系　包括良好的医疗环境、家庭环境和和谐的人际关系。护士向患者说明疾病演变过程的复杂性，及时将治疗好转的信息反馈给患者；交谈中，应用积极的暗示性语言，避免恶性语言刺激影响患者情绪；满足患者获取信息的需求，消除患者的疑虑；为患者创造舒适、安静、安全的休养环境，稳定患者的心态；鼓励患者适当活动，减轻负面情绪的干扰。护士要协助患者做好相应的协调工作。

3．调动积极性，患者主动康复　护士在护理慢性病患者时，要注意采取心理康复的方法，消除患者心理行为上的习惯化倾向，克服依赖心理。说明主动康复的重要性，促进患者产生康复动机，鼓励患者进行独立活动或同其他患者一起进行活动。

4．提高对疾病的适应性，促进疾病康复　慢性病患者因其病程长，治疗效果相对较差，有的还可能会造成部分身体机能上的缺失，因此提高患者应对慢性病所带来的困难及问题的技巧，适应当前的疾病状态，接纳自己，具有非常重要的意义。

四、手术患者的心理护理

手术是目前治疗多种疾病的重要手段。手术过程存在威胁患者生命安全的潜在危险。因此，手术对患者无疑是一种强烈的精神应激源，造成患者在围手术期出现不同程度的心理反应。对手术患者的心理护理措施主要有以下几种。

（一）患者术前的心理护理

术前患者心理的个体差异较大，最常见的心理反应是焦虑、恐惧，其次是依赖与自责心理，所以护士应根据患者术前的心理反应、应对方式、病情和手术性质等灵活实施心理护理。

1．提供相关信息　及时向患者及其家属提供手术相关信息。例如：详细介绍病情，帮助患者了解手术目的、程序；介绍术前检查情况、医院的规章制度、医生的手术经验及技术水平等，以缓解患者紧张的情绪。

2．争取患者的信任　耐心听取患者的倾诉和需求，向患者及家属阐明手术的必要性及其对健康的影响，阐明手术安全性，让患者放心，使患者产生安全感。

3．加强术前指导　加强术前沟通，协助做好术前准备，介绍术中可能的体验和术后的护理措施，使患者做好生理与心理的准备。

4．建立良好的社会支持系统　安排家属、朋友及时探视，引导他们安慰和鼓励患者，增强其战胜疾病的信心。条件许可时，可安排患者与已手术并成功的患者同住一室，利用病友的榜样示范作用，帮助患者建立信心，看到希望。

5．教会患者进行放松练习　护理人员帮助患者学习使用一些简单可行的放松技术，如深呼吸、肌肉放松、想象练习、分散注意力等，以减轻手术前的紧张焦虑。

（二）患者术后的心理护理

术后患者由于躯体组织受到不同程度的损伤，术后刀口疼痛和行动不便等引起患者的烦躁焦虑。对于接受截肢、脏器移植、生殖器官手术及女性乳房切除的患者，可能会出现缺失心理和阉割心理，从而引起不同程度的抑郁情绪，一般认为，抑郁是对“丧失感”的一种心理反应，但是术后抑郁会使伤口愈合减慢，疼痛时间延长，对术后的康复极为不利。

1．及时反馈手术效果　当患者回到病房或从麻醉中醒来时，护士应立即告诉患者手术已顺利完成，请其放心，配合治疗。

2．帮助缓解疼痛　患者术后的疼痛受诸多因素影响，如手术部位、切口方式、镇静剂应用、个体的疼痛阈值、耐受能力、对疼痛的经验等，而注意力过度集中、情绪过度紧张、意志力薄弱，烦躁和疲倦、噪声、强光和暖色都会加剧疼痛。护士应接纳和理解患者的心理，采取暗示或转移注意力等方法减轻疼痛。

3．克服抑郁反应　因手术造成的生理缺陷或机能障碍等，患者可能会产生抑郁情绪，如患者不愿说话与活动，易激惹，食欲缺乏及睡眠不佳等。护士要主动关心和体贴患者，并及时进行心理疏导，鼓励患者勇敢地接纳现实，战胜疾病。

4．加强术后康复护理　及时向患者说明术后活动与功能锻炼对有效防治并发症和促进功能恢复的重要作用，指导患者科学训练，以促进其早日康复。

五、疼痛患者的心理护理

疼痛是机体组织受到损害的信号，是许多疾病的常见临床症状，疼痛分两种：一是一些生理性疲劳引起的疼痛；二是由疾病引起的疼痛。

疼痛，尤其是慢性疼痛，原因比较复杂，影响因素较多。急性疼痛患者除表现为恐惧、紧张的心理反应外，还会产生心血管系统与呼吸系统等生理反应；慢性疼痛患者则主要表现为抑郁和焦虑，因此除对机体的组织损伤采取有效的护理治疗措施外，还要采用必要的心理护理方法。

1．减轻患者的心理压力　建立良好的护患关系，使患者感受到来自护士的关心与关爱。耐心倾听、鼓励患者表达疼痛感受，让患者释放疼痛引起的负性情绪，在获得患者信任的基础上，向患者解释疼痛的原因及规律性，减轻患者的焦虑、恐惧及抑郁情绪。

2．转移注意力　注意力的转移可使痛感明显减轻。例如听音乐，优美的旋律对缓解疼痛、减轻焦虑和抑郁均有效；又如给患者打针时边与其交谈边注射或轻柔地局部按摩，也可分散患者的注意力，对减轻注射及疾病所致疼痛具有良好的效果。

3．积极心理暗示　消极暗示可引发或增加疼痛，积极暗示却可以消除或减轻疼痛。护士在心理护理过程中所采用的积极的语言暗示，使用安慰剂的药物暗示，均可有效缓解患者的心因性疼痛。

六、传染病患者的心理护理

传染病的护理不同于其他疾病的护理，这主要是由疾病的传染性决定的。患者被确诊后，不仅自己受到疾病的折磨之痛，更痛苦的是自己成为对周围人造成威胁的传染源。为避免传染病的蔓延，患者需要被隔离治疗，这必将引起其强烈的心理变化。患者常表现为焦虑与恐惧，对未来失去信心，易产生悲观、绝望等消极情绪，对治疗甚至生活失去信心，所以其心理护理就显得特别重要。传染病患者的心理护理主要从以下几方面入手。

1．疏导宣泄　鼓励患者合理宣泄内心的郁闷和恐惧，护士要在耐心倾听的基础上做好心理疏导，消除患者的恐惧心理，帮助患者树立战胜疾病的信心。

2．耐心解释　指导患者正确认识传染病，全面了解疾病的发生、发展及治疗与预后等相关信息，能够正确评价自己所患疾病，理解暂时隔离的意义，积极配合治疗，力争早日康复。

3．建立良好的社会支持系统　鼓励患者家属、亲友适时探视，消除患者的孤独心理，满足其被爱、被接纳的需求。

4．防止造成心理创伤　医务人员在治疗与护理过程中不能流露出害怕传染的言语、表情与行为，避免对患者造成医源性心理创伤。

七、癌症患者的心理护理

癌症患者被确诊后产生的否认、多疑、紧张、悲观、恐惧、绝望等负性情绪，对机体的免疫功能有明显的抑制作用，严重影响生存率和生活质量。所以心理护理对癌症患者非常重要，也是整体护理的核心内容。心理护理质量的高低决定着护理质量的高低，和谐的态度、精湛的技术和强烈的责任心是心理护理的基础。

研究表明：癌症患者的心理活动、情绪好坏、生活态度等，对疾病的转归与康复有着至关重要的作用。临床治疗癌症不仅要延长患者的生命，更要重视提高患者的生活质量，癌症患者的心理护理应引起医护人员的高度重视。

知识链接

良好的心态可以有助于疾病康复

蒋夫人宋美龄，40 岁患癌，却活到了 106 岁，这与她良好的心态是密不可分的。生于癌症高发家族的宋美龄一生中因为乳腺癌曾两次手术，老年时期也因为卵巢囊肿在美国再次手术，然而她却活到了 106 岁，于 2003 年去世。这位传奇的人物，就连癌症都打不倒她。据说宋美龄热爱生活，心态随和，坦然面对自己患癌的事实。

1. 建立和谐的护患关系　良好的护患关系本身就是一剂良药，也是获得信任感的基础。对于癌症患者来说，要通过护患关系的改善，增强患者对医务工作者的信任感，从而对治疗产生希望，这也是减缓患者痛苦的重要条件。因此护士应具有高度的同情心和责任心，热忱关怀并尊重患者，耐心倾听患者的心声，细心地做好解释工作，但需与医生的意见保持一致，以免引起患者疑虑。在向患者解释病情时，注意一次不可谈太多，应分次逐渐使患者真正理解所谈的问题，以使患者了解病情、治疗和预后，对医护人员产生信任感，积极配合治疗。

2. 慎重告知诊断　对已确诊为癌症的患者，医护人员及家属应根据患者的人格特征、适应能力、病情轻重、病程及对癌症的认识等具体情况，慎重决定是否告知患者真相及告知时间和方法。

3. 协助行为矫正　研究证明，C 型行为特征与患癌症有很高的相关性，心理护理还应配合医生做好患者的行为矫正。护士可通过了解患者的生活方式、行为习惯，与患者共同分析其生活方式、行为，使患者认同不健康生活方式及行为的危害性并加以矫正，做到生活有序，心身松弛，情绪乐观。

4. 交流沟通疏导　交流可了解患者的社会文化背景、个性特征、生活习惯，以及对疾病的认识、态度等，从而掌握其心理变化，进一步有步骤地暗示、引导、调动其内在的心理抗衡能力，从而缓解紧张，恢复心理平衡。

5. 纠正错误认知　俗话说“癌症患者不是病死的，而是吓死的”。虽然“癌症不等于死亡”的理念已为不少人接受，然而谈癌色变却仍然很普遍。大量研究表明，凡能正确认识癌症，保持良好心态的癌症患者，5 年生存率显著提高。故纠正患者对癌症的错误认知，是维持其乐观情绪的第一要素，也是提高生存率和生活质量的关键。

6. 给予信息支持　在癌症的不同阶段给予患者各种信息支持，如诊断后，患者需要关于疾病预后、治疗等信息的支持，晚期、临终阶段，患者需要情感的支持。在癌症的不同阶段、根据患者不同需求给予信息支持，可消除患者的恐惧绝望情绪，恢复心理平衡。

7. 榜样示范作用　病友的榜样示范作用，对增强患者抗击癌症的决心具有非常重要的作用。护士可组织患者与“抗癌明星”座谈，请“明星”讲述其与癌症抗争、身体康复的经历与经验，使患者能从“明星”的现身说法中获得巨大的心理支持和情感鼓励。

知识链接

积极心理状态是战胜癌症的重要因素

《吉尼斯世界纪录大全》记录了美国电气技师詹逊接受手术889次的世界纪录。30年前，他罹患皮肤癌，并相继扩散到骨骼和内脏，他因此一次一次接受手术，脸部、颈部、手臂、背部、脑部和胆囊均有手术痕迹。他是世界有名的明尼苏达州梅奥（Mayo）诊所的长期患者，医生准备在他去世后研究他的遗体，但这种想法迄今并未实现，因为他还健在，还在继续创造世界纪录。30年来，詹逊坦然面对疾病，从不让死亡阴影笼罩自己，这种心态显然是他战胜癌症的一个重要因素。

八、临终患者的心理护理

生老病死是每个人都必然要经历的过程，得知自己将不久于人世，对每个人而言都是一个巨大的打击。每个人都有求生的欲望，因此面对死亡是一种巨大的心理应激，患者会有种种的心理反应。美国医学博士布勒·罗斯经过多年的临床观察将临终患者的心理发展分为五个阶段（图9-1）。

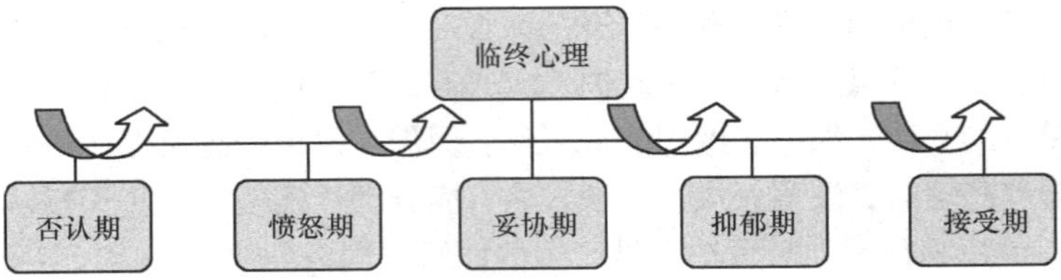

图9-1 临终心理变化

在不同阶段，患者有不同的心理需要。护理人员在面对临终患者时，要以亲切的语言和他们交谈，给患者以同情、关怀、勇气和鼓励。要根据患者所处的不同阶段，给予相应的心理护理，协助患者走向人生的终点。

1．否认期的心理护理　在否认期中，护理人员应当给予理解和支持。首先，不要揭穿患者的防御机制，不要强求患者面对现实，劝说家人满足患者的内心需要，这既是对患者的尊重，也会让患者在心理上得到一定程度的安慰。其次，根据患者对自己病情的认识程度，护士要耐心倾听患者的诉说，使之消除被遗弃感，缓解其心灵创痛，并因势利导，循循善诱，使患者逐步面对现实。

2．愤怒期的心理护理　患者处于愤怒期时，护士应理解和包容其情绪反应，对患者的愤怒表示无条件地接纳。要充分理解患者的愤怒是发自内心的恐惧与绝望，是宣泄内心恐惧的一种方式。可给予患者减轻恐惧的言语性和非言语性安慰，如握手轻抚等；指导患者学会放松技术，如听音乐、深呼吸、肌肉放松等，必要时辅助药物，帮助平息愤怒情绪。

3．妥协期的心理护理　处于妥协期的患者，正在用合作、友好的态度试图推迟死亡期限，尽量避免死亡的命运。此时，护士可以选择恰当的时机与患者进行生命观念、生命意义等问题的讨论，了解患者对于生与死的态度和当前的想法，同时也可以有针对性地安慰患者，并且尽可能满足患者的各种需求，努力为患者减轻疼痛，缓解症状，使患者身心感到相对舒适，创造条件让患者舒适地度过生命的最后时光。必要时配合药物，以控制症状、减轻痛苦。

4．抑郁期的心理护理　护士应无条件地积极关怀患者，并给予同情和照顾，尽量满足患者的需求，做好生活照料，允许患者以不同方式宣泄情绪。当患者谈及死亡等内容时，家属和医护人员应当耐心倾听，给予及时而准确的回应。应让其家属多探望和陪伴，使患者有更多的时间和自己的亲人在一起。尽量帮助患者完成他们未尽的事宜，顺利度过抑郁期，防止自杀、自伤等严重行为的发生。

5. 接受期的心理护理　患者处于接受期阶段，能够理性地思考即将到来的死亡，对自己的身后之事也能够理性地安排。此时护士应该尊重患者的选择，尊重患者的信仰，满足其需要。让家属有更多陪伴和护理患者的机会，不要过多打扰患者，保证患者临终前的生活质量，护士应安排安静、舒适、单独的环境，加强生活护理，使患者在良好的护理服务中安详、肃穆地告别人间，使患者带着对人间的满足走向生命的终点。

第 3 节　临床各年龄段患者的心理护理

患者心理活动的复杂性与其年龄增长成正比，患者心理活动的外显性与其年龄增长成反比。处于不同年龄阶段的患者有其不同的心理特点，我们在面对不同年龄阶段的患者时，应如何针对患者的心理特点，采取心理护理促进患者康复呢？

知识链接　**希波克拉底名言**

“了解什么样的人得了病，比了解一个人得了什么病更为重要”。

一、儿童患者的心理护理

儿童的心理特点是年龄小，对疾病缺乏深刻认识，心理活动多随治疗情境而迅速发生变化。儿童不同阶段心理活动特点不同，在临床工作中，除了为他们安排舒适安全的疗养环境，准备新颖、好玩的玩具，播放动听的音乐，准备美味、可口的食物之外，还应根据儿童患者不同年龄阶段的心理活动特点，采取有针对性的心理护理措施。

（一）婴儿的心理护理

他们身患疾病，蒙受着生理的痛苦与折磨，是更需要亲和、依恋和支持的时候，最好允许母亲陪护，有条件的医院还可设立母子病房，以满足患儿的生理和心理需求。身体的接触和抚摸是婴儿很重要的心理需要。住院后，护士应做到兼护士与母亲的角色于一体，如经常抱一抱、拍一拍婴儿，或抚摸其头部、后背，逗他们说话、微笑等，这些都能使患儿大脑的兴奋与抑制变得十分和谐、自然，产生如同母亲在身边一样的安全感和依恋感，使患儿很快地适应环境，消除不良情绪，有利于疾病的迅速康复。

（二）幼儿的心理护理

此年龄段患儿已开始懂事，护士应主动接近，帮助他们熟悉环境，为他们介绍小伙伴，设法尽快解除患儿的紧张、不安情绪。护士对有退化行为的患儿要倍加关照，对尿床、尿裤的患儿不要责备和讥笑，以免引起紧张和自卑，要及时为他们更换衣裤、被褥，使他们摆脱困境，并注意训练他们的排尿习惯。

（三）学龄儿童的心理护理

在患儿住院期间，应注意病室装饰色彩明快，医务人员服饰颜色温馨等，以适应儿童的心理需要。也可根据病情适当组织一些有趣味的娱乐活动，如讲故事、唱歌等，以调节他们的精神生活，消除住院生活的枯燥乏味感。还应注意培养患儿的良好情感，在医院集体生活环境中，要提倡病友之间相互帮助，团结友爱。对他们的优点、好人好事要及时肯定和表扬，强化他们自尊、自爱和自信的心理。

（四）重视与患儿家长的沟通

目前我国的儿童大都是独生子女，一旦生病，父母格外紧张甚至焦虑，他们对患儿过分照顾，夸大病情，对医护人员也会提出过高的要求，一旦认为治疗护理有不足之处，容易焦急、不满。父母的紧张和焦急会感染患儿，增加患儿的心理负担，出现情绪和行为的变化。因此护士不但要了解患儿的心理发育特点，还要对患儿的家长进行宣教、指导，帮助家长了解病情，正确对待患儿疾病变化，取得家长的配合和支持。

二、青年患者的心理护理

青年人对疾病的情绪反应往往是强烈而不稳定的，面对严重疾病感到震惊并否认得病，住院后又因其活动受限而产生孤独、寂寞等心理反应，所以根据该群体的心理特点，主要从以下几个方面做好心理护理。

1．认识疾病、疏导心理　护士应当针对青年患者的性别、性格、文化水平、阅历等不同，向他们介绍有关疾病的知识，使他们能正确地对待自己的疾病，主动配合治疗和护理，消除不必要的忧虑。保持情绪稳定，克服焦虑和急躁情绪。

2．促进交往、丰富生活　青年人喜欢交往，结交同伴。根据这一特点，护士应尽量把他们安排在同一个病室，同龄人在一起，有共同的语言和兴趣、爱好，可让他们之间相互交流思想、增进友谊、丰富住院生活，防止孤独寂寞。护士可指导患者进行适当的娱乐活动，如下棋、听音乐、看电视、讲故事、户外散步等，以转移患者对疾病的注意力，激发他们对生活的热爱与激情，消除寂寞感、孤独感。

3．保护自尊、关心指导　青年人自尊心强，护士在与他们交往中，要尊重他们的人格，讲话要和蔼、文雅，当他们心境不佳时，要主动和他们谈心，了解他们的心理活动，用积极、鼓励的语言进行疏导、宽慰。关心他们的衣、食、冷、暖，使之建立良好的护患关系，让患者保持较好的情绪。

4．自我护理、满足需求　满足患者参与活动的需要。在病情允许的前提下，可让患者做一些力所能及的活动。例如，照料自己的日常生活，帮助病友做些事情，参与病区的一些公益活动等，让患者在活动中体验成功、展现价值，这样既能减轻患者的焦虑，又能满足患者的心理需求。

三、中年患者的心理护理

中年人的社会角色比较突出，既是家庭的支柱，又是社会的中坚力量；中年时期是发挥创造力，在事业上出成果的阶段，同时中年人承受的各方面压力和负担也较大。当他们受到疾病折磨时，心理活动尤为沉重和复杂，其心理护理的措施有以下几种。

1．体贴关心患者　护士应主动给患者以关心，当好患者的“参谋”和“顾问”。例如，协助患者与其工作单位、家庭取得联系，及时反映患者的需求，消除他们的后顾之忧；嘱咐家属、子女定期来医院探望，汇报工作、学习和生活等情况，减少患者的牵挂；对忧虑的患者，可向他们介绍有关疾病的诊断、转归、检查结果等，以消除患者的疑虑，增强治疗信心。

2．尊重患者的人格　根据中年人是家庭、社会的主要角色，希望被尊重的心理特点，护士在与他们交往中，应注意尊重患者的人格。言谈有礼貌，多征求和倾听他们的意见和要求，尽量使患者满意。当患者做错事情，如不服从治疗、违反规章制度等时，护士应以友好的态度加以开导或进行善意的批评，以免伤其自尊心。

3．理解体贴更年期患者　帮助患者用科学的态度正确认识更年期的生理变化，消除不必要的顾虑和思想负担，解除紧张、焦虑等消极情绪。有些患者敏感、多疑，易发生误解，护士应当体谅患者，不要与之争辩，待患者心情好转后，可通过耐心、诚恳的交谈来消除误解，应当尽量满足患者的合理要求，以期达到精神愉快、心情舒畅。

4．创造温馨的休养环境　病室清洁、整齐、空气清新，环境安静、优美都会给患者带来良好的感受，使他们容易接受和适应医院的环境，安心疗养。

四、老年患者的心理护理

老年人具有复杂多变的心理特点，如自尊心强、自卑和无价值感、敏感与多疑、固执与刻板、孤独与寂寞等，因此对老年患者实施心理护理，除了一般患者的心理护理要求之外，还要考虑到老年患者生理、心理和社会适应方面的特点，做到有的放矢，具体如下。

1．尊重体贴患者　老年人突出的心理需求是被重视、受尊敬，护士应尽量满足他们的要求，如对老年患者的称呼须有尊敬之意；与老年患者谈话时不要怕麻烦，要专心倾听他们的主诉，尤其是当老年人多次重复其光辉历史时，不可打断患者的谈话，不可表现出厌烦的情绪；老年患者一般都有不同程度的健忘、耳聋和眼花，护士要谅解；回答老年患者提出的问题要态度和蔼、有耐心，说话速度要慢，声音要大一些。

2．提供舒适、安全的休养环境　老年患者住院后，应为他们设置一个安静、整洁、安全、舒适的疗养环境，使他们较快地适应医院生活；老年患者多行动不便，特别是对生活不能自理、丧偶或无子女的老年人，护士应倍加关心和照顾；病区应为老年患者设置一些自助设备，如扶手、手杖之类，使其获得安全感及独立感。

3．调节好患者的休养生活　护士应善于调节患者的生活，在饮食上力求美味可口，富有营养、易于消化，使老年患者在进餐中获得快慰。对丧偶或无子女者，要多与他们交谈，关心他们的冷暖及生活上的需要，并设法帮助解决。为丰富精神生活，可允许患者做一些安全、有趣味和力所能及的活动，如下棋、散步、听音乐、看电视等。老年患者一般都盼望亲人来访，护士要有意识地建议其家人多来医院看望，带来晚辈们工作、学习等方面的喜讯，使老人得到宽慰，减少老人的孤独感和被遗弃感。

4．做好健康宣教工作　老年患者多为慢性病，因此容易对慢性病的长期性感到厌烦，产生急躁的心态。对此，护理人员应做好健康宣教工作，告诉他们慢性病的治疗特点，强调“三分靠药，七分靠养”的理念，充分调动他们的积极性，鼓励患者“与病共舞”，乐观生活。

5．调动自护能力　老年患者随着年龄的增长，身体各器官的生理功能都发生了退行性变化，抗病能力下降，精神、生理变化十分复杂，特别是心理状态的改变，给老年患者的自我实践活动造成了一定障碍。因此，在做好心理护理和健康教育的基础上，注意培养老年患者的自护能力，激发其主观能动性来战胜疾病，增进健康，提高生活质量。

小　结

临床常见的心理问题有焦虑、恐惧、抑郁、愤怒等，这些心理问题与心理、社会等因素有关，临床护理工作中应根据这些因素制订相应的心理护理措施。临床各类患者及不同年龄阶段患者有不一样的心理特点，护士应掌握这些心理特点并应根据其心理特点有针对性地实施心理护理。

自测题

一、名词解释

1. 心理护理　2. 焦虑

3. 抑郁　4. 恐惧

二、填空题

1. 患者常见的心理问题主要有________、________、________和________。

2. 慢性病患者的心理护理包括________、________、________、________。

3. 临终患者的心理发展可分为________、________、________、________和________五个阶段。

三、单项选择题

1. 急重症患者由于病势凶险，最容易出现的心理反应是（　）

A. 震惊　B. 否认疾病

C. 对死亡恐惧　D. 对治疗有信心

E. 等待死亡

2. 多数老年患者自尊心强，突出的心理需求是受到医护人员的（　）

A. 重视和尊敬　B. 体贴和照顾

C. 教育和指导　D. 关怀和爱护

E. 服从和冷落

3. 慢性病患者由于病程较长，症状固定或反复发作，易出现（　）

A. 心境抑郁　B. 揣测心理

C. 恐惧心理　D. 乐观面对

E. 情绪紧张

4. 青年期患者的心理特点不包括（　）

A. 震惊与否认　B. 寂寞与孤独

C. 敏感与多疑　D. 失望与悲观

E. 急躁焦虑

5. 患者，中年女性，身患癌症，拒绝接受现实，抗拒治疗，3 个月后因癌症死亡，该患者的心理活动主要表现了（　）

A. 愤怒　B. 自我概念紊乱

C. 否认　D. 恐惧

E. 依赖

四、简答题

1. 简述急性病患者的心理护理。

2. 简述传染病患者的心理护理。

五、案例分析

患者，男，72 岁。两个月前散步时突感胸骨后闷痛，压榨感，无放射性疼痛。1 天后夜间加重，濒死感、出汗，伴牙龈痛，未用药，约 30 分钟后症状缓解。前日突发胸闷、气喘、不能平卧，被诊断为冠心病、陈旧性心肌梗死、高血压 3 期，急诊收入 ICU 病房。一入病房，护士就走到病床前，一边给患者发药一边告诉患者："你好，我是你的责任护士，现在由我来照护您，您有什么需要或不舒服请告诉我，这里的医生护士会尽力帮助您的。"这时患者一直主诉自己难受，其余言语很少，表情紧张，很注意身上的监护装置。患者不时会自言自语道："这次我怕是过不去了。"接着又问护士："护士，我的家人在哪？这里有我的家人吗？"

请问：

1. 患者有哪些心理、行为反应？

2. 若你是该责任护士，你准备采用何种心理护理措施来帮助患者？

（张志香）

第10章 心理障碍及护理

随着信息技术的发展，人与人之间、人与物之间的联系比以往更加紧密。然而人们发现，人与人之间心灵的相处却并没有因此而接近，反而变得更陌生，甚至不可触及，随之而来的是有心理问题的人比以往更多。临床精神医学发现患有异常心理和心理障碍的人越来越多。那么，什么是异常心理？正常与异常心理如何判断？常见的心理障碍有哪些呢？

第1节 异常心理概述

案例10-1

患者，女，42岁。两个月来，患者情绪低落，兴趣索然，自觉“高兴不起来，生不如死，自己的脑子不灵了，像是生了锈的机器”，认为自己成了家庭和社会的累赘，有胸闷、心悸的症状，自认为有严重心脏病不能治愈。主动性言语及活动明显减少，生活被动，愿独处。

问题：1．这名女性是否存在心理异常？

2．如何正确区分和判别正常与异常心理？

一、心理异常的概念

正常人的心理活动是一个完整的统一体，心理过程之间相互联系、影响并协调一致，正常的心理活动具有三大功能：①保障人顺利地适应环境，健康地生存发展；②保障人与人之间进行正常的人际交往，承担责任；③使人类正确并创造性地认识、改造客观世界。

心理异常是因大脑的结构或功能失调，使正常人的心理过程和心理特征发生异常改变，从而产生了对客观现实的歪曲反映。人类在内外各种有害因素的影响下，正常的心理活动会出现偏离，出现异常心理并破坏人的身心健康。异常心理既包含了自我概念和能力的异常，也包含了社会适应和个人生活的适应障碍。

二、正常心理与异常心理的判断标准

异常心理的判断标准对认识心理与行为异常的发生、发展、变化的过程极为重要，尤其在精神病临床应用方面更是不可缺少。由于正常与异常心理活动之间的差别是相对的，加上客观与主观等许多因素对异常心理活动的表现有很大影响，故在判别异常心理和行为时很难规定一个绝对的划分标准。但是，目前通常按以下几种标准从原则和方法上进行判断。

（一）经验标准

以经验作为判别标准时主要根据两个方面进行判断，一是个体的主观体验，即自我评价。二是观察者根据自己的经验对被观察者的心理与行为状态进行的判断，显然这种判断具有很大的主观性和局限性，其经验标准也因观察者的不同而存在差异，这种标准目前在精神科医生中被广泛应用，当然经过专业训练和临床实践，大致形成了相近的判定标准，评定结果基本一致，然而仍存在少数分歧甚至判断结果截然相反的可能。

（二）统计学标准

统计学标准来源于对正常心理特征的心理测量。判别一个人的心理是否正常，最明显的标志

是把这个人的心理活动与大多数人的心理活动进行比较，看他的心理活动与大多数人是否一致。对普通人群的心理特征进行测量的结果常常呈常态分布，其中大多数人属于心理正常，而处在常态分布曲线两端的人群被视为异常，但那些位于常态分布曲线两端的极少数的智力超常人群要除外。

（三）病因学标准

这种标准最客观，是将心理问题当作躯体疾病一样看待的医学标准。如果一个人身上表现的某种心理现象或行为可以找到病理解剖或病理生理变化的依据，则认为此人有精神疾病。其心理表现则被视为疾病的症状，其产生原因则归结为脑功能失调。

（四）社会适应性标准

在正常情况下，人体维持着生理心理的平衡状态，人能依照社会生活的需要适应环境和改造环境。因此，正常人的行为符合社会的准则，能根据社会要求和道德规范行事，亦即其行为符合社会常模，是适应性行为。如果由于器质性或功能性的缺陷使个体能力受损，不能按照社会认可的方式行事，导致与社会不相适应的行为后果，则认为此人有心理异常。

知识链接

异常心理区分三原则

我国著名的临床心理学家郭念锋提出三条原则，作为确定心理正常与异常的依据：

1. 主观世界与客观世界的统一性原则　心理是对客观现实的反映，因此任何正常的心理活动和行为，必须在形式和内容上与客观环境保持一致性，如果人的精神或行为与外界环境失去统一性，必然不能被人理解，就可以认为这个人的心理活动出现了异常。

2. 心理活动的内在协调性原则　人类的精神活动是一个完整的统一体，各种心理过程之间具有协调一致的关系。如果一个人遇到一件高兴的事，在向别人述说时却语调低沉，让别人体验到的却是悲伤，这样就可以认为他的心理活动不是协调一致的，是异常心理。

3. 人格的相对稳定性原则　每个人都有自己的人格，人格具有独特性、稳定性，一般不易改变。如果在没有明显的外界因素影响的情况下，一个人的个性出现了问题，就可以怀疑这个人的心理出现了异常。

第2节　心理障碍概述

案例10-2

患者，男，某中职学校二年级学生。他说班级同学经常议论他，说他是班上最坏的学生，要开除他，公安局要来逮捕他。他到处寻找议论他的人但未能找到，还常自言自语“我要和你们辩论，我太冤枉了”等。

问题： 1. 请指出该患者出现的精神症状。

2. 根据这些症状，请判断该患者可能患的疾病。

一、心理障碍的概念及发生机制

（一）心理障碍的概念

心理障碍是指人的心理过程和人格偏离正常人群，无法适应社会，影响正常工作、学习和生活的异常心理状态。

心理障碍具有以下五个特点。

1. 客观性　症状的出现与消退不受患者意识的控制。

2．顽固性　症状一旦出现，难以通过转移令其消失。

3．不协调性　症状的表现形式及内容与周围环境明显不相符。

4．损害性　症状不同程度地损害社会功能。

5．痛苦性　症状会给患者带来痛苦体验。

（二）心理障碍的发生机制

心理障碍是如何产生的？不同学派的学者，提出了不同的观点和模式，形成了各自的理论流派。

1．医学理论模式　医学理论模式将心理障碍的发生归结于躯体因素或生物学因素，认为是由于遗传、脑损伤、机体物质代谢失调及个体素质等原因所致心理障碍。任何原因造成的大脑损伤都会导致不同程度的心理功能受损。因此，医学理论模式很好地解释了脑器质性精神病、躯体疾病伴发的精神障碍、感染中毒所致的精神障碍及某些精神疾病如精神分裂症等。对那些无法找到明确的脑损害及其他生物性因素的心理障碍，医学理论模式认为是患者的大脑具有潜在的功能缺陷或易感素质，在遇到应激事件时，比其他人更容易出现心理障碍。

2．行为理论模式　行为理论学者认为除本能行为外，任何行为均在其内外环境的影响下学习而来，不良行为也是学习得到的。

3．心理动力模式　以弗洛伊德为代表的心理动力学派认为心理障碍的产生并不是由于躯体因素所致，而是由于个体的潜意识中的冲突与矛盾，特别是本我和超我的不可调和的矛盾冲突造成。处于无意识中的本能欲望经常要求获得满足，但又因社会的制约而不得不被意识压抑，形成内心冲突，引起焦虑。为了减轻或消除焦虑，自我发展出心理防御机制进行对抗。适当运用心理防御机制可有效缓解内心焦虑，但过度运用一种或几种心理防御机制不仅不能解决问题，反而会损害个体的心理功能，导致各种心理障碍。

4．人本理论模式　人本理论学派认为，人类有一种与生俱来的充分发挥潜能的倾向，心理障碍是由于多种原因导致的个体健康发展和充分发挥潜能的自然倾向的阻断和扭曲。

5．认知理论模式　认知理论认为，人的情绪和行为是以个体认知为中介的，个体面对环境刺激时，对事件加以理解和评价后才会产生情绪反应和行为。正常的认知方式产生正常的情绪反应，异常的认知方式则产生异常的情绪反应。因此，对心理障碍的治疗核心是对错误认知的矫正。

6. 社会文化理论模式　社会文化理论模式认为个体的心理障碍并不一定是个体的内在问题，而可能完全是由于社会文化环境不良所造成的。每个个体都属于不同的社会团体，在团体中承担一定的角色，如果该团体的人际关系不健康，就可能导致个体不得已采取一种异常的行为方式来保持团体的平衡与稳定。

7．生物-心理-社会模式　生物-心理-社会模式认为心理障碍与生物、心理、社会因素均有关系，它们相互影响、相互制约，不可分割和偏重。

二、心理障碍的常见症状

（一）认知障碍

1．感觉障碍

（1）感觉过敏：对外界一般强度的刺激感受性增高，如轻微触摸皮肤感到疼痛难忍、声音特别刺耳等。

（2）感觉减退：是对外界刺激的感受性减弱，感觉阈值增高，患者对强烈刺激感觉轻微。

（3）内感性不适（体感异常）：是躯体内部产生某种不舒适和（或）难以忍受的异样感觉，如牵拉、挤压、游走、蚁爬感等。性质难以描述，没有明确的局部定位，往往成为疑病观念的基础。

2．知觉障碍

（1）错觉：指对客观事物歪曲的知觉。临床上多见错听和错视，如杯弓蛇影、草木皆兵等。病理性错觉常常在意识障碍时出现，带有恐怖色彩。

（2）幻觉：指没有现实刺激作用于感觉器官时出现的知觉体验，是一种虚幻的知觉。它是临床上最常见而且重要的精神病性症状，常与妄想合并存在。

1）根据感觉器官的不同，幻觉可分为以下六种。①幻听：最常见，患者可听到单调或复杂的声音。包括言语性幻听和非言语性幻听。最常见的是言语性幻听，具有诊断意义。可分为：命令性幻听、评论性幻听、争论性幻听，常见于精神分裂症。②幻视：患者凭空看到一些不存在的景象或事物。幻视多为生动鲜明的形象，并常具有恐怖性质。③幻嗅：患者闻到一些难闻的气味，如尸臭、轮胎烧焦后的气味等。④幻味：患者尝到食物内有某种特殊的怪味道，因而拒食。⑤幻触：也称皮肤与黏膜幻觉。患者感到皮肤或黏膜上有某种异常的感觉。⑥内脏幻觉：患者对躯体内部某一部位或某一脏器的一种异常知觉体验。性质很明确，部位很具体。

2）按幻觉体验的来源分类：①真性幻觉。幻觉形象鲜明，如同外界客观事物一样，存在于外部客观空间，是通过感觉器官而获得的。②假性幻觉。幻觉形象模糊、不生动，产生于患者的主观空间如脑内、牙齿内，幻觉不是通过相应的感觉器官获得。

3．感知综合障碍　对客观事物的整体属性感知正确，但对它们的个别属性如形状、大小、距离等产生歪曲的知觉。常有以下几种表现形式。

（1）视物变形症：感知客观事物的个别属性如大小、长短、远近等发生变形，可分为视物显大症和视物显小症。

（2）“非真实感”：感觉周围事物像布景，如“水中月”“镜中花”，人物像是油画中的肖像，没有生机。

（3）空间知觉障碍：患者感到周围事物的距离发生改变。

（4）形态感知综合障碍：认为自己面孔或体型发生了变化，因而在一日之内多次窥镜，又称“窥镜症”。

（5）时间感知综合障碍：患者对时间的快慢出现错误的知觉体验。

知识链接

概念比较

1．内感性不适与内脏幻觉

内感性不适：①感觉障碍；②性质难以描述；③没有明确的局部定位。

内脏幻觉：①知觉障碍；②性质很明确；③部位很具体。

2．错觉、幻觉和感知综合障碍

错觉：对客观事物歪曲的知觉，如把猫看成老虎。

幻觉：没有现实刺激时出现的虚幻的知觉体验，如什么也没有的情况下看到老虎。

感知综合障碍：对客观事物整体的感知是正确的，但对事物的某些个别属性的感知与实际情况不符，如看到猫还是猫，但猫看起来和老虎一样大。

（二）思维障碍

思维障碍是心理障碍的常见表现形式，它包括思维形式障碍和思维内容障碍两大类。

1．思维形式障碍

（1）思维奔逸：又称观念飘忽，指联想速度加快、数量增多、内容丰富生动。患者表现为健谈，说话滔滔不绝，诉述脑子反应快、特别灵活，好像机器加了“润滑油”，思维敏捷，概念一个接一个地不断涌现出来，说话的主题极易随环境而改变（随境转移），也可有音韵联想（音联），或字意联想（意联）。思维奔逸多见于躁狂症。

（2）思维迟缓：指联想抑制，联想速度减慢、数量的减少和联想困难。患者表现为语速缓慢、语量减少、语声甚低、反应迟缓，但思维内容并不荒谬，能够正确反映现实。患者自觉“脑子不灵了”“脑子迟钝了”，多见于抑郁症。

（3）思维贫乏：指联想数量减少，概念与词汇贫乏，脑子空洞无物。患者表现为沉默少语，答话时内容大致切题，但单调空洞或词穷句短，常回答“不知道”“什么也没想”。

（4）思维散漫：又称思维松弛，是指患者在意识清晰的情况下，思维的目的性、连贯性和逻辑性障碍。思维活动缺乏主题思想，内容和结构都散漫无序，表现为说话东拉西扯，对问话的回答不切题。

（5）思维破裂：指概念之间联想的断裂，表现为患者的言语或书写内容的句子之间含义互不相关，变成语句堆积，令人不能理解，严重时，言语支离破碎，成了词语杂拌。思维破裂多见于精神分裂症。

（6）象征性思维：以无关的具体概念或行动代表某一抽象概念，不经患者解释，旁人无法理解。其常见于精神分裂症。

（7）语词新作：指概念的融合、浓缩及无关概念的拼凑。患者自创新的符号、图形、文字或语言并赋予特殊的概念。其多见于青春型精神分裂症。

（8）逻辑倒错性思维：主要特点为推理缺乏逻辑性，既无前提也无根据，或因果倒置，推理离奇古怪，不可理解。可见于精神分裂症和偏执狂等。

（9）思维中断：患者在意识清晰的情况下，谈话中思路突然中断，思维变成空白，停顿片刻再开口时已经换成另一个全新的主题。

（10）强制性思维：又称思维云集，指患者头脑中出现了大量不属于自己的思维，这些思维不受患者意愿的支配，强制性地在大脑中涌现，好像在神奇的外力作用下别人的思想在自己脑中运行。

2．思维内容障碍　包括妄想和超价观念两大类。

（1）妄想：是一种病理性的歪曲信念，具有以下特征，①思维内容与事实不符，没有客观现实基础；②患者对自己的想法坚信不疑，不能被事实所纠正；③与其所接受的教育和所处的社会文化背景不相称；④妄想内容均涉及患者本人，总是与个人利害有关；⑤妄想具有个人独特性，不为任何集体所共有。

按照妄想的起源以及妄想与其他精神症状的关系进行分类，可分为原发性妄想与继发性妄想。原发性妄想是突然发生，内容不可理解，与既往经历和当前处境无关，也不是起源于其他精神异常的一种病态信念。继发性妄想是指以错觉、幻觉、逻辑推理障碍、情感高涨或低落等精神异常为基础所产生的妄想，或者在某些妄想的基础上产生另一种妄想。

临床上通常按妄想的内容分以下几种。

1）被害妄想：是最常见的妄想。患者坚信自己被跟踪、被监视、被诽谤、被隔离等。受妄想支配的患者可有拒食、控告、逃跑或伤人、自伤等行为。

2）关系妄想：环境中与患者无关的事物患者都认为与自己有关，如认为周围人的谈话是在议论他，别人吐痰是在蔑视他。

3）物理影响妄想：又称被控制感。患者觉得自己的思想、情感或意志行为受到某种外界力量，如电波、超声波或某种先进仪器的控制而不能自主。此症状是精神分裂症的特征性症状。

4）夸大妄想：患者认为自己有天才的心智，至高无上的权力和地位，无数的财富和发明创造或是神仙的化身。

5）罪恶妄想：又称自罪妄想，患者毫无根据地坚信自己犯了严重错误、不可宽恕的罪恶，应受严厉的惩罚，要求劳动改造以赎罪。

6）内心被揭露感：又称被洞悉感。患者认为其内心的想法或者患者本人及其与家人之间的隐私，未经患者语言文字的表达，别人就知道了。不清楚别人是通过什么方式、方法知道的。其多见于精神分裂症。

7）钟情妄想：患者坚信自己被异性钟情。其主要见于精神分裂症、妄想性障碍等。

8）嫉妒妄想：患者无中生有地坚信自己的配偶对自己不忠实，另有外遇，可见于精神分裂症、妄想性障碍等。

（2）超价观念：是一种在意识中占主导地位的错误观念。有一定的事实基础，并带有强烈的情感色彩。但这种观念是片面的，与实际情况有出入。其多见于人格障碍和心因性精神障碍。

（三）情感障碍

1．情感高涨　情感活动明显增强，表现为与环境不相符的自我感觉良好，过分地兴高采烈、喜笑颜开、眉飞色舞。其常见于躁狂状态。

2．情感低落　与情感高涨恰恰相反，患者情绪低沉，整日忧心忡忡、愁眉不展、唉声叹气。重则忧郁沮丧，悲观绝望，感到自己一无是处，以致生趣索然，大有“度日如年”“生不如死”之感，甚至出现自杀观念和自杀企图。情感低落是抑郁障碍的主要症状。

3．焦虑　在缺乏相应客观因素的情况下，患者表现为顾虑重重、紧张恐惧、搓手顿足，似有大祸临头，惶惶不可终日，伴有心悸、出汗、手抖、尿频等自主神经功能紊乱症状。

4．恐惧　指面临危险处境时出现的情绪反应，并伴有明显的自主神经功能紊乱的症状。恐惧常导致回避，多见于恐怖症。

5．情感淡漠　指对外界任何刺激均缺乏相应情感反应，即使与自身有密切利害关系的事情也如此。患者对周围发生的事物漠不关心、表情呆板、内心体验极为贫乏或缺如。

6．情感爆发　这是在精神因素作用下突然发作的、爆发性的情感障碍。患者表现为哭笑无常、叫喊吵骂、打人毁物等，有时捶胸顿足、手舞足蹈、狂笑不已，有时则又满地打滚，整个过程显得杂乱无章。其常见于分离性障碍。

7．情感迟钝　对一般能引起鲜明情感反应的事情反应平淡，缺乏相应的情感反应。

8．情感倒错　患者的情感反应与现实刺激的性质不相称。例如，遇到悲哀的事情表现欢乐，遇到高兴的事情反而痛哭。其多见于精神分裂症。

9．情感幼稚　成年人的情感反应像小孩子，幼稚、缺乏理性。多见于癔症或痴呆患者。

（四）意志障碍

1．意志增强　指意志活动增多。在病态情感或妄想的支配下，患者可以持续坚持某些行为，表现出极大的顽固性。

2．意志减退　指意志活动的减少。患者表现为动机不足，常与情感淡漠或情感低落有关，缺乏积极主动性及进取心，对周围一切事物无兴趣以致意志消沉，不愿活动，严重时日常生活都懒于料理。常与思维迟缓、情感低落同时存在，多见于抑郁症。

3．意志缺乏　指意志活动缺乏。表现为对任何活动都缺乏动机、要求，生活处于被动状态。

严重时本能的要求也没有，行为孤僻、退缩。常伴有思维贫乏和情感淡漠，多见于衰退期精神分裂症及痴呆。

4．木僵　指动作行为和言语的抑制或减少。患者经常保持一种固定姿势，不语、不动、不食，面部表情固定，大小便潴留，对刺激缺乏反应。轻度木僵称作亚木僵状态，表现为问之不答、唤之不动、表情呆滞，但在无人时能自动进食，能自动大小便。

（五）注意、记忆及智能障碍

1．注意障碍

（1）注意增强：为主动注意的增强。如有妄想观念的患者过分地注意别人的一举一动；有疑病观念的患者，注意指向患者本身的某些生理活动，过分地注意自身的健康状况。

（2）注意减弱：主动和被动注意的兴奋性减弱。患者的注意难以在较长时间内集中于某一事物，同一时间内注意的广度缩小，注意的稳定性也显著下降。

（3）注意狭窄：注意范围显著缩小，主动注意减弱，当注意集中于某一事物时，不能再注意与之有关的其他事物。

（4）注意涣散：为主动注意的明显减弱，注意力不集中所致，即患者不能将注意力集中于某一事物并保持一定的时间。即使看了很长时间的书，结果仍不知都看到了什么，就像没看过一样。

（5）注意转移：主要指被动注意的兴奋性增强，注意稳定性降低，注意的对象不断地转换，如双相情感障碍躁狂发作时患者注意易转移（随境转移）。

2．记忆障碍

（1）记忆增强：表现为病前不能回忆且不重要的事情，现在都能回忆起来。多见于情感性精神障碍躁狂发作或抑郁发作，也可见于偏执状态。

（2）记忆减退：可表现为远记忆力和近记忆力的减退。脑器质性损害患者最早出现的是近记忆力的减退，患者记不住最近几天甚至当天的进食情况。病情严重后远记忆力也减退，如回忆不起本人经历等。

（3）遗忘：对既往的经历不能回忆称遗忘。可分为：①顺行性遗忘，是指患者不能回忆疾病发生以后一段时间内所经历的事情，如脑震荡、脑挫伤的患者。②逆行性遗忘，是指患者忘掉受伤前一段时间的经历，典型的逆行性遗忘对脑外伤性精神障碍的诊断有参考价值。③进行性遗忘，除了识记和保存受到影响外，再认和回忆的损害更严重，即患者除了遗忘之外，还伴有日益加重的痴呆和淡漠。④心因性遗忘，指患者在应激或某种心因作用的情况下将某一特定情境遗忘。这些情境包括急性创伤性情境、患者不愿回忆或谈及的情境。

（4）错构：记忆的错误，对过去曾经历过的事情出现错误回忆，并坚信不疑，多见于脑器质性疾病。

（5）虚构：回忆中将过去事实上从未发生过的事情说成是确有其事，以这段虚构的事实来弥补他所遗忘的那段经历，多见于脑器质性疾病。

3．智能障碍

（1）精神发育迟滞：指先天或围产期或在生长发育成熟（18 岁）以前，由于多种致病因素如感染、中毒、头外伤或缺氧等，使大脑发育不良或发育受阻，以致智能发育停滞，明显低于正常的同龄人。

（2）痴呆：指意识清楚情况下后天获得的记忆、智能的明显受损。主要临床表现为分析能力、判断能力、推理能力、记忆力、计算力等的下降，后天获得的知识和能力的下降或丧失，甚至生活不能自理，逐渐丧失高级社会情感。

（六）自知力缺乏

自知力，又称领悟力或内省力，是指患者对其自身精神病态的认识和判断能力。自知力缺乏是精神病特有的表现。精神病患者一般均有不同程度的自知力缺乏，他们不认为有病，更不承认有精神病，因此拒绝治疗。

自知力是精神科用来判断患者是否有精神障碍，精神障碍的严重程度及疗效的重要指标之一，因此自知力完整是精神病痊愈的重要指标之一。

第3节　神经症及癔症患者的护理

案例10-3

患者，女，33岁。3个月以来，患者说话逐渐减少，不愿出门，在家唉声叹气，有时独自流泪。家人问及时偶尔低声回答，说“脑子没用了，想什么都很困难”，还说自己做错事，有罪，应该死。以前喜欢看的电视连续剧现在也不感兴趣了。食欲缺乏，体重明显下降，睡眠减少，早上3～4点钟即醒来。

问题：1. 请指出患者出现的精神症状。

2. 根据这些症状，请判断患者可能患的疾病。

一、神经症患者的护理

（一）神经症概述

神经症是一组精神障碍的总称，主要表现为烦恼、紧张、抑郁、焦虑、恐惧、强迫症状、疑病症状或神经衰弱等症状的一大类精神障碍。共同特征：是一组心因性障碍，人格因素、心理社会因素是主要致病因素，但非应激障碍；是一组机能性障碍，障碍性质属功能性，非器质性；具有精神和躯体两方面症状；具有一定的人格特质基础，但不是人格障碍；各亚型有其特征性的临床表现；神经症是可逆的，压力大时会加重，反之症状减轻或消失；社会功能相对良好；自知力充分。

《中国精神障碍分类与诊断标准》第3版（CCMD-3）将神经症分为抑郁性神经症、恐怖性神经症、强迫性神经症、焦虑症等其他类型。以下将重点介绍抑郁症、焦虑症和强迫症患者的临床特征及护理要点。

（二）神经症患者的护理

1. 抑郁症　是以明显而持久的心境低落为主的一组精神障碍，并有相应的思维和行为改变，病情重者可有精神病性症状。

（1）临床表现：抑郁发作的临床表现是典型的“三低”症状，即情感低落、思维迟缓、意志活动减退等。

1）情感低落：患者情绪低沉、高兴不起来、苦闷，具有晨重夜轻的特点。严重时可产生自杀观念甚至行为，认为结束自己生命是最好的解脱。50%左右的抑郁患者会出现自杀观念，轻者感到活着痛苦、没意思，重者求死欲望强烈并付诸行动，10%～15%的患者最终死于自杀。

2）思维迟缓：患者思维联想受抑制，反应迟钝，思路闭塞，自感“脑子生了锈开不动”，缺少主动语言。语速慢，声音低，回答问题拖延良久，思考问题困难，记忆力减退，学习和工作能力下降。

3）意志活动减退：患者意志活动呈显著抑制。患者生活被动，反应迟缓，终日独坐一处而不与他人交往，疏远亲友，回避社交，甚至个人卫生也懒于料理；病情严重时，可不语、不动、不食，称“抑郁性木僵”。

4）其他表现：经常出现的躯体症状有睡眠紊乱（早醒最具特征）、食欲下降、体重减轻、精力不足等。患者主诉的躯体不适常涉及多个脏器，掩盖原有的抑郁情绪，而反复在综合医院非精神专科就诊求治，常被诊断为自主神经功能紊乱。

（2）护理措施

1）安全护理：提供安静、安全的环境；预防患者的自杀行为，及时发现自杀征兆，如书写医嘱、将物品送与他人等。

2）一般护理：供给所需的营养；保证休息和睡眠；协助做好日常生活护理。

3）对症护理：进行有效的治疗性沟通，鼓励患者抒发内心体验；改善患者的消极情绪，协助其建立新的应对技巧。

4）心理护理：态度温和，以平常的心态接受患者，对患者要有耐心和信心；讲话要以鼓励、劝告、指导为主；运用移情、倾听、证实、自我暴露等技巧更多地了解患者的健康状况和心理感受。

2. 焦虑症　是一种以焦虑情绪为主要特征的神经症，伴有自主神经系统症状与运动性不安等特征，并非实际威胁所致，且其紧张惊恐的程度与现实情况并不相称。本症多见于青壮年（16～40岁）。

（1）临床表现

1）焦虑：表现为对未来可能发生的、难以预料的某种危险或不幸事件的经常担心，是焦虑症的核心症状。患者常有恐慌的预感，终日心烦意乱，坐卧不宁，忧心忡忡，好像不幸即将降临在自己或亲人的头上。注意力难以集中，对其日常生活中的事物失去兴趣，以致学习和工作受到严重影响。

2）运动性不安：表现为搓手顿足，来回走动，紧张不安，不能静坐，可见眼睑、面肌或手指震颤，或患者自感战栗。有的患者双眉紧锁，面肌和肢体肌肉紧张疼痛或感到肌肉抽动，经常感到疲乏。

3）自主神经功能兴奋：常见的有心悸、心跳加快、气促和窒息感、头晕、多汗、面部发红或苍白、口干、吞咽梗噎感、胃部不适、恶心、腹痛腹泻、尿频等症状。有的患者可出现阳痿、早泄、月经紊乱和性欲缺乏等性功能障碍。

4）过分警觉：表现为惶恐，易惊吓，对外界刺激易出现惊跳反应；注意力难以集中；有时感到脑子一片空白；难以入睡和易惊醒；易激惹等。

知识链接

焦虑症的两种类型

1. 广泛性焦虑症（GAD）　又称慢性焦虑症，是焦虑症中最常见的表现形式。以持续、全面、过度的焦虑感为特征，这种焦虑与周围任何特定的情境没有关系。临床表现分为精神焦虑、躯体焦虑、觉醒度提高及其他症状。

2. 惊恐障碍（PD）　又称急性焦虑症，指反复的、有时是不可预料的惊恐体验。发作突如其来，让人极端痛苦，伴濒死感、发疯感或失控感及严重的自主神经功能紊乱症状，起止均迅速，持续几分钟或更久一些。可在任何情境中发作。常伴有回避行为，惊恐发作后会持续担心再次发作（预期焦虑）。

（2）护理措施

1）建立信任的护患关系：对待患者既要尊重、同情、关心，又要保持沉着、宁静、坚定的态度；语言亲切，但要简明扼要；注意倾听患者的诉说。

2）教导放松技巧：①鼓励患者以语言表达的方式疏泄情绪；②督导患者进行放松调适，如在光线柔和的环境里，随着护士的指导语和音乐进行肢体放松、深呼吸或慢跑等；③鼓励其多参加工娱治疗活动。

3）帮助患者认识焦虑时所呈现的行为模式：护士要接受患者的病态行为，不加以限制和批评；在良好的治疗关系的前提下，可用说明、解释、分析、推理等技巧使患者认识其病态症状，用明确的态度指出其焦虑行为，使其认知并努力减少焦虑行为。

4）做好基础护理：关注其睡眠环境；观察用药情况，出现药物不良反应及时上报医生和给予相应的处理。

3．强迫症　是一种以强迫症状为主的神经症，核心特点是有意识的自我强迫与反强迫并存。男性发病高峰为13～15岁，女性为20～24岁，男女比例基本接近。

强迫症有以下特点：①症状反复持续出现，患者完全能够察觉；②症状具有“属我”性；③症状往往令自己内心焦虑、痛苦；④患者有强烈的抵抗欲望，但难以控制和摆脱。

（1）临床表现：强迫障碍的基本症状是强迫观念、强迫行为、强迫情绪和强迫意向。

1）强迫观念：一些字句、话语、观念或信念，反复进入患者意识领域，干扰了正常思维过程，但又无法摆脱。

A．强迫怀疑：患者对自己言行的正确性反复产生怀疑；明知毫无必要，但又不能摆脱。于怀疑的同时，常伴有焦虑不安，因而促使患者对自己的言行反复检查。

B．强迫性穷思竭虑：患者对日常生活中的一些事情或自然现象寻根究底、反复思索，明知缺乏现实意义、没有必要，但又不能自我控制。有的患者表现为与自己在头脑里欲罢不能地进行无休止的争辩，分不清孰是孰非。

C．强迫联想：患者脑子里出现一个观念或看到一句话，便不由自主地联想起另一个观念或语句。由于观念的出现违背患者的主观意愿，常使患者感到苦恼。

D．强迫表象：在头脑里反复出现生动的视觉体验（表象），常具有令人厌恶的性质，无法摆脱。

E．强迫回忆：患者经过的事件，不由自主地在意识中反复呈现，无法摆脱，感到苦恼。

2）强迫行为：是指反复出现的、刻板的仪式动作。患者明知不合理，但又不得不做。以强迫检查和强迫清洗最常见，常继发于强迫怀疑。

A．强迫检查：是患者为减轻强迫性怀疑引起的焦虑所采取的措施。

B．强迫清洗：是为了消除对受到脏物、毒物或细菌污染的担心，有的患者不仅自己反复清洗，而且要求与他一起生活的人也反复清洗。

C．强迫询问：是患者常常不相信自己，为了消除疑虑或穷思竭虑给患者带来的焦虑感，常反复要求他人不厌其烦地给予解释或保证。

D．强迫性仪式动作：是一些重复出现的动作，在他人看来是不合理的或荒谬可笑的，但却可减轻或防止强迫观念引起的紧张不安。

3）强迫情绪：表现为对某些事物的担心或厌恶，明知不必要或不合理，自己却无法摆脱。如某患者坐公共汽车时总是把双手举过头顶，防止万一车上有人丢失钱包会怀疑自己。

4）强迫意向：是一种尚未付诸行动的强迫性冲动，患者反复体验到想要做某种违背自己意愿的动作或行为的强烈内心冲动。患者能够意识到这种冲动是不合理的、荒谬的，但经努力克制仍无法摆脱，冲动的反复出现使患者焦虑不安、忧心忡忡，以致患者极力回避相关场合，造成社会功能的损害。

（2）护理措施

1）强迫行为或强迫性思维给患者本身带来很多痛苦的感受，他们有急切的求治欲，但是接触治疗时往往又心存抵触，有时只谈症状本身而不愿过多地交流，要密切观察患者的症状表现及其情绪变化，耐心倾听患者对疾病体验的诉说。

2）在患者了解、接受症状和相互信任的基础上，让其共同参与护理计划的制订，能够使患者感受到被关注、被信任和被支持，会减少其焦虑情绪和无助感。

3）以预防法、自我控制法、阳性强化法等行为治疗理论为指导，帮助患者减少和控制症状。

4）做好安全护理，密切观察情绪变化，及时疏导和安慰，保护患者和他人不受伤害。

知识链接

治疗神经症的药物

1. 抗抑郁药　①新型抗抑郁药物：选择性5-羟色胺再摄取抑制剂（SSRIs），如氟西汀、帕罗西汀、舍曲林、西酞普兰等已成为一线用药。这类药物的起效时间为2～3周。②其他新型抗抑郁药物：如万拉法新、米氮平等。抗抑郁药一般治疗中，只有当一种药物足量治疗6～8周仍无效时，方可考虑换药。

2. 抗焦虑药　①苯二氮䓬类：使用广泛、有效。常用的药物有地西泮、劳拉西泮、阿普唑仑、氯硝西泮等，起效快，效果好，对广泛性焦虑的躯体症状的效果较其他药物为佳。缺点是长期大剂量服用可引起药物依赖；突然撤药时出现戒断症状。②丁螺环酮类：新型抗焦虑药，药效慢，较少产生药物依赖和戒断症状。

3. 治疗强迫症的药物　①氯米帕明：对强迫症状和伴随的抑郁症状都有治疗作用，一般在达到治疗剂量2～3周后开始显现疗效。②选择性5-羟色胺再摄取抑制剂，如氟西汀、氟伏沙明、帕罗西汀、舍曲林均属治疗强迫症的一线药物。

二、癔症患者的护理

癔症又称歇斯底里症，是由明显的精神因素作用于易感个体而引起的一组精神症状。大多急性起病，临床症状复杂多样且极易变化，但缺乏相应的器质性病变为基础。患者多具有表演性人格，其症状具有做作、夸张或情感色彩丰富的特点，可因暗示而发病，病情有反复发作的倾向，以女性、文化落后地区多见，预后较好。

（一）临床表现

1. 分离性障碍　又称癔症性精神障碍，是癔症较常见的表现形式，包括分离性遗忘症、分离性漫游症、分离性木僵状态、分离性附体障碍、分离性认同障碍等。

（1）分离性遗忘症：患者没有脑器质性损害，而对自己经历的重大事件突然失去记忆。被遗忘的事件往往与精神创伤有关。

（2）分离性漫游症：患者突然从家中或工作场所出走去外地。此时患者意识范围缩小，历时几十分钟到几天，清醒之后对病中经过不能回忆。

（3）分离性木僵状态：出现较深的意识障碍。在相当长时间维持固定的姿势，仰卧或坐着，没有言语和随意动作，对光线、声音和疼痛刺激没有反应。

（4）分离性附体障碍：分离性附体障碍发病时患者意识范围缩小，往往只局限于当前环境的一两个方面，处于自我封闭状态。常见亡灵、鬼神附体，从言谈到举止都似被外界力量控制，这个过程是患者不能控制的，有别于迷信活动的鬼神附体。

（5）分离性认同障碍：患者突然失去对自己往事的全部记忆，对自己原来的身份不能识别，以另一种身份进行日常社会活动。表现为两种或两种以上明显不同的人格，各有其记忆、爱好和行为方式，完全独立，交替出现。

（6）其他分离性障碍：除以上类型外，临床上还可见到以下特殊类型。

1）情感爆发：常在与人争吵、情绪激动时突然发作，意识障碍较轻，哭啼、叫喊，在地上打滚，捶胸顿足，撕衣毁物，扯头发或以头撞墙。其言语行为有尽情发泄内心愤懑情绪的特点。在多人围观的场合发作尤为剧烈，一般历时数十分钟即可安静下来，事后可有部分遗忘。

2）分离（转换）性障碍性假性痴呆：在精神创伤之后突然出现严重智力障碍，甚至对最简单的问题和其自身状况不能做出正确回答，或给予近似的回答，给人以呆滞的印象。但无脑器质性病变或其他精神病存在。

3）甘瑟综合征（Ganser syndrome）：患者有轻度意识模糊，对提问可以理解，但经常给予近似的回答，如2+2=3，牛有5条腿等。常伴有行为怪异，或兴奋与木僵交替发作。

4）童样痴呆：精神创伤之后突然表现为儿童样的幼稚语言、表情和动作。患者以幼儿自居，把周围人称呼为“叔叔”“阿姨”。

5）分离（转换）性障碍性精神病：受到严重的精神创伤之后突然起病。主要表现为明显的行为紊乱，哭笑无常，短暂的幻觉、妄想和思维障碍及人格解体等。

2. 转换性障碍 又称癔症性躯体障碍，表现为运动障碍与感觉障碍，其特点是多种检查均不能发现神经系统和内脏器官有相应的器质性病变。常见的运动障碍表现为痉挛发作、局部肌肉抽动或阵挛、肢体瘫痪、行走不能等。感觉障碍表现为感觉过敏、感觉缺失、感觉异常、癔症性失明、癔症性失聪等。

（1）运动障碍：可表现为动作减少、增多或异常运动。

1）肢体瘫痪：可表现单瘫、截瘫或偏瘫，伴有肌张力增强或弛缓。

2）肢体震颤、抽动和肌阵挛：表现为肢体颤动，或不规则抽动，肌阵挛则为一群肌肉的快速抽动，类似舞蹈样动作。

3）起立不能、步行不能：患者双下肢可活动，但不能站立，扶起则需人支撑，否则向一侧倾倒；也不能起步行走或行走时双足并拢，呈雀跃状跳行。

4）缄默症、失音症：患者不能用言语表达意见或回答问题，但可通过书写形式或手势与人交谈，称缄默症。想说话，但发不出声音，或只能用耳语或嘶哑的声音交谈，则称失音症。

（2）痉挛障碍：常于情绪激动或受到暗示时突然发生。缓慢倒地或卧于床上，呼之不应，全身僵直，肢体一阵阵抖动，或在床上翻滚，或呈角弓反张姿势，但无咬破舌头或大小便失禁现象。大多历时数十分钟症状缓解。

（3）感觉障碍：可表现为躯体感觉缺失、过敏或异常，或特殊感觉障碍。

1）视觉障碍：可表现为弱视、失明、同心性视野缩小、单眼复视。常突然发生，也可经过治疗，突然恢复正常。

2）听觉障碍：多表现为突然听力丧失，电测听和听觉诱发电位检查正常。

（二）护理措施

1. 接纳患者并接受其症状，建立良好的关系。运用良好的沟通技巧，保持不批判的态度来接纳患者躯体症状，要给予恰当的关心和照顾，需耐心倾听患者的诉说和感受。

2. 在患者疑病的相关问题上，要遵循科学依据，医、护一定要保持高度一致，防止医源性的不良影响。

3. 熟练地应用支持性心理护理。以科学合理的解释，鼓励和帮助患者寻找与症状出现相关的心理因素和生活事件。分析这些事件对患者心理的影响，指导患者学会放松、调试心态的方法，减轻压力造成的焦虑情绪。

4．保证患者的摄入量和营养。

5．鼓励其多参加工娱治疗活动，发泄过多的精力，转移对躯体的注意力，并且在活动中使患者能够体现出自己的价值。

第4节 睡眠障碍患者的护理

案例10-4

某同学从初中一年级开始每天一上课就困倦，努力地克制自己也没有用，上课15分钟后就趴在桌子上睡着了，去医院检查也没有器质性的病变，用了不少药物都没有效果。到了大学一年级还是上课就睡觉，有时候吃饭的时候也能睡着。暑假在家，她一天能睡14～20个小时，已经闭经2个月，还经常感冒，全家人都十分着急。

问题：1．请根据以上情景找出该同学的主要症状。

2．请根据该同学的情况制订相应的护理措施。

人类的睡眠和觉醒是与自然界昼夜变化大致同步的一种生物节律。这种昼夜节律的变化是人体生物体系的重要功能之一，它为个体提供了恰当的生理及心理环境。睡眠的发生和调节机制非常复杂，至今没有完全弄清楚。

一、睡眠障碍概述

（一）概念

睡眠障碍是指正常睡眠的启动和调节过程发生障碍。心理社会因素引起的非器质性睡眠与觉醒障碍，包括失眠症、原发性睡眠过多、睡行症、夜惊和梦魇等。以下主要介绍失眠症和嗜睡症。

（二）病因

睡眠障碍的病因与发病机制较为复杂，研究表明与下列因素有关。

1．生物学因素　遗传、年龄因素、个性特点等素质性因素；慢性疼痛、全身瘙痒、喘息、咳嗽、夜尿、吐泻、睡前进食过多等躯体性因素；脑炎、躁狂症等神经精神疾病因素。

2．心理性因素　失眠症最常见的原因是心理性因素，如精神紧张、焦虑恐惧、自我暗示。

3．环境性因素　如生活习惯改变、住所更换、声音嘈杂和光线刺激等。

4．诱发性因素　兴奋性食物如咖啡、浓茶，药物如茶碱、甲状腺素、皮质激素、抗震颤麻痹药及中枢兴奋药哌甲酯等。

（三）临床表现

1．失眠症　是最常见的睡眠障碍，是指在有充分睡眠机会和良好睡眠环境的情况下，主诉睡眠始动、维持困难或醒得太早，或长期存在睡眠后不能恢复精力或睡眠质量令人不满意，并伴随明显的苦恼或影响到日间的社会、职业功能。失眠在一般人群中非常常见，有1/3以上的人一生可能会经历不同形式的失眠。

按失眠的表现形式，可分为三种类型：①适应性失眠（急性失眠），起病与明确的应激有关，病期相对短暂，从数天到数周，在脱离或适应了特定的应激源后失眠即缓解。②心理生理性失眠，是较高的生理性唤醒水平引起的失眠，伴随清醒时的功能下降。起病形式可以是隐匿的，患者诉从小时候或成年早期即有失眠；也可以是急性的，由适应性失眠（急性失眠）没有及时缓解演变而来。③矛盾性失眠，也称睡眠感缺失，主诉严重失眠，但没有客观的睡眠异常的证据，日间功能受损的程度也和所诉的睡眠缺乏的程度不相符。

2．嗜睡症　是指在不存在睡眠量不足的情况下出现睡眠过多，或反复短暂睡眠发作，或醒来时达到完全觉醒状态的过渡时间延长的情况。这种情况并不是由于睡眠不足、药物、酒精或躯体疾病所致，也不是某种精神障碍（如神经衰弱、抑郁症）症状的一部分，已影响到职业和社会功能。

睡眠过多是本病的核心症状，表现为白天睡眠时间延长，醒转时想要达到完全的觉醒状态非常困难，醒转后常有短暂意识模糊，呼吸及心率增快，常伴有抑郁情绪。

知识链接

睡眠障碍的其他类型

1．睡行症　也称梦游症。临床表现为患者入睡不久后突然从床上起来四处走动，常双目向前凝视，一般不说话。同时还有一些复杂的行为，但难以被唤醒，持续数分钟到数十分钟后，自行上床，或被人领回床上再度入睡。待次日醒来，对睡行经过完全遗忘。

2．夜惊　多发生在4～12岁的儿童，男性多于女性，有遗传倾向；进入青春期后逐渐消失。临床表现为患者在睡眠中突然惊叫哭喊，伴有惊恐表情和动作，以及两眼直视、手足乱动、心率增快、呼吸急促、出汗、瞳孔扩大等症状。每次发作持续 1～10 分钟。难以唤醒，醒后有意识和定向障碍，不能回忆梦境内容。

3．梦魇　又称梦境焦虑障碍，指在睡眠中被噩梦突然惊醒，引起恐惧不安、心有余悸的睡眠行为障碍。儿童发病率为20%，约半数发生于10岁之前。

（四）治疗

1．失眠症　治疗通常需要采取综合措施。

（1）心理行为治疗：包括刺激控制、生物反馈、放松疗法、认知行为治疗、反意向控制等，帮助患者建立有规律的睡眠节律。

（2）镇静催眠类药物治疗：包括苯二氮䓬类和非苯二氮䓬类药物，使用的原则是按需间断使用，首选半衰期较短的药物，如咪达唑仑、唑吡坦、佐匹克隆、扎兰普隆等，连续使用一般不宜超过4周。对有明显抑郁、焦虑情绪的患者，可使用选择性5-羟色胺再摄取抑制剂、文拉法辛、曲唑酮或米氮平等抗抑郁药治疗。

2．嗜睡症　了解病因，对因治疗。对特发性过度嗜睡尚无特效的治疗方法，但其预后尚好。发作期间可给予中枢兴奋剂如哌甲酯，对部分患者可减轻嗜睡对社会功能的影响；莫达芬尼疗效与哌甲酯相同，而安全性和依赖性可能更有优势。

二、睡眠障碍患者的护理

（一）护理评估

1．健康史　收集患者的健康资料。主要包括个人史、家族史以及社会、文化、教育情况等，有无患过其他躯体疾病及治疗情况。

2．身体状况　①睡眠异常表现：评估有无早醒、入睡困难、睡眠维持困难，以及睡眠时数，入睡方式、深度，使用药物的情况；②主观睡眠质量：评估患者失眠的原因、诱发或加重失眠后果的不良原因、对睡眠的不现实期望等；③有无自主神经症状：心慌、胸闷、胃胀气、消化不良等；④多导睡眠监测仪，可以客观评价患者的睡眠质量、进入睡眠时间、睡眠效率及睡眠各期的情况。

3．精神症状评估 ①是否有焦虑、恐惧、抑郁等精神症状；②评估对睡眠的认知，对睡眠时间与质量是否有过高的期望值等；③有无其他精神障碍。

4．心理-社会评估 ①外在因素：有无诱导失眠的社会事件，如工作的调动、负性生活事件等；②性格特征：是否有敏感、多疑，对事物要求完美等特点；③生活习惯：有无不良的生活习惯与睡眠卫生习惯，如经常吸烟、饮酒、饮浓茶、饮咖啡的习惯。

（二）护理诊断

1．睡眠型态紊乱 与心理社会因素、睡眠环境改变、药物影响等有关。

2．疲乏 与失眠、异常睡眠引起的不适状态有关。

3．焦虑 与睡眠型态紊乱有关。

4．无能为力感 与长期处于失眠或异常睡眠状态有关。

5．绝望 与长期处于失眠或异常睡眠状态有关。

（三）护理目标

1．患者能认识失眠的原因，逐渐学会消除这些因素，在护士的指导下重建规律的、有质量的睡眠模式。

2．患者能认识到焦虑情绪是引起疲乏的主要原因之一，能在疲乏时坚持从事日常活动，以保证夜间睡眠质量，即进入白天日常活动至夜晚上床睡觉的循环规律。

3．患者能通过书写、绘画等方式表达焦虑情绪，学会缓解焦虑的行为疗法。

4．患者能通过与护士、家属交谈等方式表达内心的感受，消除任何消极、放弃或自我伤害的想法。

（四）护理措施

1．针对失眠的护理

（1）要了解其原因，如果是精神症状的诱因，可以遵照医嘱服用镇静安眠药，同时加强精神病的治疗与护理，及时缓解焦虑与恐惧情绪。

（2）消除环境中的不良刺激。及时处理兴奋患者，执行睡前的作息制度。建议使用壁灯，避免强光刺激。

（3）安排规律生活，建立良好的睡眠习惯。日间除必须卧床患者外，须督促所有患者起床活动，提供娱乐或活动的机会，促使患者参加集体活动和体育锻炼。防止白天睡觉，夜间不睡。

（4）入睡前避免过度兴奋，如阅读亲人来信，看惊险刺激的文学作品，过度运动与游戏，聊天或者讨论重要问题。

（5）夜间患者入睡后，尽量避免操作，可能的情况下可以等患者醒后进行。

（6）及时解除疼痛不适，室内温度、湿度适宜，空气流通，有条件时可建议睡前温水泡脚。

（7）个别患者情绪焦虑，要求睡前一定要服用安眠药，可以采取暗示疗法，同时做好安慰工作。

2．针对嗜睡的护理

（1）保证患者安全：嗜睡症患者要避免从事可能因突然进入睡眠而导致意外发生的活动和工作，如开车、高空作业等。应增强患者和家属的安全意识，防范意外发生。

（2）消除心理恐惧：影响患者生活的往往不是疾病本身，而是对疾病不了解所产生的惧怕、恐慌心理。因此，护士要及时对患者及家属进行睡眠知识宣教，帮助他们认识睡眠障碍的实质、特点和发生原因，纠正他们对睡眠障碍的错误认识，消除恐惧心理，客观面对疾病。

（3）减少发作次数：帮助患者和家属认识疾病的诱发因素，尽量减少可能的诱因，如饮酒、睡眠不足等。建立规律的生活，避免过度疲劳和紧张，白天定时小睡，减少心理压力；发作频繁的患者可在医生指导下服用药物，以减少发作次数。

（五）护理评价

1. 患者失眠的原因是否消除。
2. 患者对睡眠和睡眠障碍的知识是否了解。
3. 患者是否掌握几种行为疗法来缓解焦虑和对失眠后果的恐惧。
4. 当失眠再次发生时患者是否能够正确对待，并采取相应的措施改善睡眠。
5. 患者对自己的睡眠时间和睡眠质量是否满意。

第5节　阿尔茨海默病患者的护理

案例10-5

老年患者，男，平时在家买买菜、做做家务。最近家人发现其老爱忘事，刚出门买了酱油过会儿又准备去买；刚约了老朋友下棋，过会儿问他下棋的事，他就不记得了。有时候老伴儿随口问问今天星期几，他想半天都想不起来，但还是记得家里人，出门也知道怎么回家。医生诊断他患了阿尔茨海默病。

问题： 1. 请你设计一个适合该患者的护理方案。
2. 解释设计该护理方案的理由。

阿尔茨海默病是一种毁灭性的神经退行性疾病，多发于中老年群体，正影响着全球超过5000万人的健康和生命（平均每100位60岁及以上老人中就有5～8名阿尔茨海默病患者）。

一、阿尔茨海默病概述

（一）概念

阿尔茨海默病（AD）是一种中枢神经系统原发性退行性变性疾病，病因及发病机制尚不清楚。主要临床表现是痴呆综合征。其特点是形态学上出现大脑皮质萎缩，并伴有神经元纤维缠结及老年斑。潜隐起病，病程呈进行性发展。

（二）病因和发病机制

目前，AD的病因假说和发病机制主要有以下五种。

1. 遗传因素　据家系调查、孪生子及遗传病学的调查资料显示，AD具有一定的家族聚集性，遗传因素起了重要作用；其中，第14号、19号和21号染色体与AD有关。早发型AD基因座分别位于21号染色体、14号染色体，迟发型AD基因座位于19号染色体，可能致病基因为载脂蛋白E基因。

2. 免疫因素　在免疫学研究中，有学者发现AD患者的免疫功能比正常人低。而且，AD患者脑脊液和脑组织中还有高浓度的抗原性异常蛋白，该蛋白是神经纤维结的一种主要成分。

3. 病毒因素　无论在临床表现还是大脑病理改变方面都与已知的慢性病毒所致的克-雅综合征有许多相似之处，因而推断病毒因素可能是阿尔茨海默病病因之一。

4. 中毒因素　早期研究发现AD患者的铝及硅含量较正常老人高。在中毒因素中研究最多的是铝中毒。

5. 神经生化因素　AD患者还存在广泛胆碱能神经元变性和脱失、脑中乙酰胆碱及其合成酶水平低下，尚有蓝斑、缝际核神经元脱失，皮质和海马的去甲肾上腺素和5-羟色胺含量也减少。

（三）临床表现

AD起病潜隐，病情发展缓慢，无明确的起病期，病程进行性发展。临床表现为持续进行性的记忆、智能障碍，伴有言语、视空间障碍，个体改变及心境障碍。

1．记忆障碍　是AD的早期突出症状或核心症状。其特点是近事遗忘先出现，记不住新近发生的事，对原有工作不能胜任。主要累及短时记忆、记忆保存和学习新知识困难，不能完成新的任务。表现为忘性大、丢三落四，严重时刚说的话或做过的事情转眼就忘记，记不住熟人的姓名、电话号码，反复说同样的话或问同样的问题。随着病情的进展，出现远记忆障碍，记不清自己的经历，记不清亲人的姓名及成员间的关系和称呼，出门迷路，不知方向而走失，定向力障碍日益明显。随着记忆障碍加重，可出现虚构症状。

视空间和定向障碍，是AD的早期症状之一。如常在熟悉的环境或家中迷失方向，找不到厕所在哪里，走错卧室，外出找不到回家的路。画图测试不能精确临摹简单的立体图。时间定向差，不知道今天是何年何月何日，甚至深更半夜起床要上街购物。

知识链接

如何区别阿尔茨海默病与健忘？

阿尔茨海默病患者：记不起发生过的事，即使经过反复提醒也回忆不起来；丧失了识别周围环境的能力，不知身在何处；会逐渐丧失生活自理能力；毫无烦恼，思维变得越来越迟钝，语言越来越贫乏，缺乏幽默感。

一般的健忘者：只是遗忘事情的某一部分，一般经人提醒就会想起；对时间、地点、人物关系和周围环境的认知能力丝毫未减；日常生活可以自理；对记忆力下降相当苦恼，为了不致误事，常记备忘录。

2．言语障碍　患者的言语障碍呈现特定模式，首先出现语义学障碍，表现为找词困难、用词不当或张冠李戴、讲话絮叨、病理性赘述。可以出现阅读和书写困难，进而出现命名困难。最初仅限于少数物品，以后扩展到普通常见的物体命名。言语障碍进一步发展为语法错误、错用词类、语句颠倒，最终发展到胡乱发音、不知所云，或缄默不语。

3．失认和失用　失认是指感觉功能正常，但不能认识或鉴别物体，如不能识别物体、地点和面容（不认识镜中的自己）。失用是指理解和运动功能正常，但不能执行运动，表现为不能正确完成系列动作、不能按照指令执行可以自发完成的动作，如不会穿衣，把裤子套在头上，不会系鞋带等。

4．智能障碍　全面的智力减退。包括理解、推理、判断、抽象、概括和计算等认知功能减退。首先是计算困难，逐步出现思维能力迟缓，不能进行抽象思维，最后完全丧失生活能力。

5．人格改变　多见。额叶、颞叶受累的患者常有明显的人格改变，或是既往人格特点的发展，或向另一极端偏离。患者变得孤僻、不主动交往、自私，行为与身份或原来的素质和修养不相符，情绪容易波动、易激惹、无故打骂人，与病前判若两人。

6．进食、睡眠和行为障碍　患者常食欲减退，约半数患者出现正常睡眠节律的紊乱或颠倒，白天卧床，晚上则到处活动干扰他人，动作刻板重复、愚蠢笨拙，或回避交往，表现为退缩、古怪、纠缠他人。

7．精神症状　有的患者早期以情感障碍为主，表现为躁狂或抑郁症状，可有焦虑、易激惹等表现，易被误诊为功能性精神病。部分患者因急性精神创伤、更换环境或躯体疾病，在其病程中精神症状急剧恶化，发生意识模糊或谵妄状态，伴有错认、幻觉和妄想等。如能去除病因，妥善处理，则意识可恢复正常，但仍会遗留一定个性的改变和智能障碍。

8．灾难反应　患者主观意识到自己智力缺损，却极力否认，在应激的状况下产生继发性的激越，如为掩饰记忆力减退，患者用改变话题、开玩笑等方式转移对方注意力。一旦被识破或对患者的生活模式加以干预，如强迫患者如厕或更衣，患者就不能忍受而诱发“灾难”反应，即突然而强烈的言语或人身攻击发作，该反应的终止和发作往往都很突然。

9．神经系统症状　多见于晚期患者，如强握反射、口面部不自主动作如吸吮和噘嘴等。晚期患者可出现吞咽困难、厌食及明显体重下降。

知识链接

阿尔茨海默病的危险信号有哪些？

阿尔茨海默病一般发生在65岁以后，起病不易察觉，发展缓慢，最早期往往以逐渐加重的健忘开始，有些老年人说：“哎！人老了，记性也变差了！”这可能就是阿尔茨海默病的先兆。下面是该病的十大危险信号：①记忆力日渐衰退，影响日常起居活动；②处理熟悉的事情出现困难；③语言表达出现困难；④对时间、地点及人物日渐感到混淆；⑤判断力日渐减退；⑥理解力或合理安排事物的能力下降；⑦常把东西乱放在不适当的地方；⑧情绪表现不稳及行为较前显得异常；⑨性格出现转变；⑩失去做事的主动性。

（四）治疗

1．促智药或改善认知功能的药物　目的在于改善认知功能，延缓疾病的进展。

（1）乙酰胆碱酯酶抑制剂：①多奈哌齐（安理申），可改善认知功能。服用期间，可见到症状无进一步恶化，主要不良反应为腹泻、肌肉痉挛、乏力、恶心及失眠等。②重酒石酸卡巴拉汀胶囊，是选择性地作用于大脑皮质和海马的乙酰胆碱酯酶抑制剂。重酒石酸卡巴拉汀胶囊治疗可以延缓阿尔茨海默病患者症状的进展速度，使其在6个月内不恶化。③石杉碱甲（哈伯因），是我国研制的胆碱能抑制剂，对认知功能、日常生活能力有改善，主要不良反应是消化道症状。

（2）促脑代谢及推迟痴呆进程：二氢麦角碱有扩张血管作用，提高大脑神经细胞代谢功能，对阿尔茨海默病患者警觉性、焦虑、抑郁等症状有一定改善作用。

2．对症治疗　主要针对痴呆伴发的各种精神症状。

（1）抗焦虑药物：如有焦虑、激越、失眠症状，可考虑应用短效苯二氮䓬类，以劳拉西泮、奥沙西泮、阿普唑仑最常用。其他可选择丁螺环酮等药。

（2）抗抑郁药：20%～50%的AD患者可出现抑郁症状。首先予以心理社会支持、改善环境，必要时应用抗抑郁药，如选择性5-羟色胺再摄取抑制剂（氟伏沙明、西酞普兰、舍曲林、帕罗西汀、氟西汀）和其他新型抗抑郁药（文拉法辛、米氮平等）。

（3）抗精神病药：有助于控制患者的行为紊乱、激越、攻击性和幻觉妄想等。选用新型抗精神病药物，如利培酮、奥氮平、喹硫平等，一般用量较小。

二、阿尔茨海默病患者的护理

（一）护理评估

1．一般情况　评估患者有无意识障碍及意识障碍的程度；有无定向力障碍；与周围环境的接触情况，对周围的事物是否关心；主动接触及被动接触状况；合作情况；日常生活情况，如睡眠、衣着、饮食、大小便、月经情况及自理能力等；观察患者有无情绪低落、焦虑、忧郁、紧张、恐惧；观察其对周围环境的反应能力如何，以及有无情绪不稳、易激怒等。

2．躯体状况　评估患者的意识状态、生命体征、全身营养状况、睡眠状况、饮食状况、排泄状况、生活自理状况等。

3．精神症状及认知状况　评估患者有无自知力及自知力损害程度；评估患者有无错觉、幻觉；患者的思维活动情况，有无妄想；了解患者的注意力和记忆力状况；智能方面有无智能减退或痴呆；评估患者对自己精神症状的认识能力。

4．社会心理状况　评估患者的家庭环境、各成员之间的关系；评估患者在家中的地位、经济状况、受教育情况及工作环境；评估患者能否坚持正常工作、与同事家人能否正常相处。

5．既往健康状况　评估患者的患病史、家族史、药物过敏史。

6．以往治疗情况　了解患者的用药情况、药物不良反应等。

（二）护理诊断

1．意识障碍　与脑部变性改变有关。

2．有受伤/暴力行为的危险　与幻觉、错觉、意识障碍、环境危险性识别能力下降有关。

3．言语沟通障碍　与认知功能受损、理解能力减弱、失读、失语有关。

4．生活自理缺陷　与认知能力的丧失、痴呆、意识障碍有关。

5．睡眠型态紊乱：入睡困难、睡眠规律颠倒等　与脑部病变有关。

6．有感染的危险　与体质虚弱、生活自理能力差有关。

7．潜在并发症：窒息、外伤、抗精神病等药物不良反应。

（三）护理目标

1．患者能维持基本生理功能，意识障碍改善。

2．患者能保持规律的生活起居，能识别危险，减少或不发生伤人或自伤行为。

3．患者能保持现存的智能，维持最佳功能状态，能有效地沟通。

4．患者能参加力所能及的自我料理。

5．患者能保证规律的睡眠，提高睡眠质量。

6．患者减少或不发生感染情况。

7．患者不发生潜在并发症。

（四）护理措施

1．基础护理

（1）生活护理：协助患者晨晚间护理，协助洗澡、更衣、修剪指（趾）甲，保持皮肤清洁，防止皮肤感染。

（2）维持正常的营养代谢：提供软食或流质饮食，维持机体水、电解质的平衡。暴饮、暴食患者要控制其进食量；拒绝进食患者鼓励与他人一起进餐，以增进食欲；进食量不够或完全不能进食者，协助喂食。注意喂食速度和进食姿势，以免发生呛咳。

（3）排泄护理：训练定时排泄习惯，大小便失禁患者需及时处理，尿潴留患者诱导排尿或导尿；便秘患者给予缓泻剂。

（4）睡眠护理：创造睡眠环境，晚餐不宜过饱，晚餐后不宜多饮水，不宜参加引起兴奋的娱乐活动；日间增加活动时数，保证夜间睡眠，必要时给予药物辅助治疗。

2．安全护理

（1）建立舒适安全的病房环境：确保患者安全，使其获得安全感和归属感。

（2）增加现实感：不随意变更患者病室内的物品陈设。

（3）建立良好的护患关系：介绍病房环境，帮助其确认周围环境，如介绍医务人员，在病室、餐厅、厕所门口张贴醒目标志等；尊重患者原有的生活习惯，以便记忆。

（4）床位的安置：安排在重点病室重点照顾，并提供方便患者自理生活的设施；病室布置注意保持对患者适当的感觉刺激；室内采光柔和、无危险物品。

（5）环境的安全：注意预防跌倒、骨折、外伤等。提供患者穿着轻便、防滑的软底鞋，在患者进行日常生活料理时，给予足够的时间或耐心协助。

（6）专人陪护：患者外出时须有人陪伴。给患者佩戴身份识别卡（姓名、地址、联系人、电话等），走失时方便寻找。

3．症状护理

（1）提供关心、问候、周到而耐心的护理，维护患者的尊严。

（2）协助患者制订日常生活时间表，尽量保持规律性生活方式，鼓励患者做力所能及的事，以延缓功能退化。对有收藏废物行为的患者要耐心劝阻，严防吞食异物。

（3）观察病情变化。对长期卧床患者，定时翻身、按摩、进行肢体功能活动，预防压疮发生，卧床者加床档以免坠床。

（4）帮助患者日常活动和个人卫生料理，对自理能力不足者，按严重程度分别进行生活料理操作训练，由简而繁，重复强化。

（5）对行为退缩、懒散的患者进行行为训练，鼓励患者参加工娱治疗活动，促使患者记忆和行为等有不同程度的改善。

（6）对有自杀、自伤或攻击行为的患者，密切观察其情绪反应，及时发现轻生观念和暴力倾向，去除危险因素，严禁单独活动。必要时采取保护性约束，或请专人护理。

（五）护理评价

1．患者能否维持基本生理功能，意识障碍是否改善。

2．患者能否保持规律的生活起居，能否识别危险，有无伤人或自伤行为。

3．患者能否保存现存的智能，能否进行有效的沟通。

4．患者能否参与力所能及的自我料理。

5．患者能否保证规律的睡眠，睡眠质量有无提高。

6．患者有无感染情况的发生。

7．患者有无潜在并发症。

第6节　精神分裂症患者的护理

案例10-6

患者，女，17岁，高中生。3个月前无明显原因出现失眠、上课时注意力不集中，主动要家长给自己介绍男朋友。两个月前发展到不去读书，在街上闲游。住院前1个月常半夜高歌、自言自语、扮丑脸、做怪动作、照镜子、痴笑，有时头插鲜花，甚至赤身裸体，将家中玻璃窗打碎，喝痰盂中小便，自打耳光，哭笑无常，讲话前言不对后语，无故咒骂母亲，言语粗鲁。躯体检查和神经系统检查未发现异常。

问题： 1．请你找出这名女生的主要症状并列出护理问题。

2．针对女生的情况制订相应的护理措施。

精神分裂症是临床上常见的重型精神障碍。在成年人中终生患病率为1%左右，世界不同地区的患病率差异性较大，发达国家的平均患病率高于发展中国家。对本类患者护理的重点是保证患者的安全、对患者及家属实施有效的健康教育及预防病情复发。

一、精神分裂症概述

（一）概念

精神分裂症是一组病因未明的精神疾病，常缓慢起病，具有思维、情感、行为等多方面障碍，精神活动不协调。通常意识清晰，智能尚好，有的患者在疾病过程中可出现认知功能损害。多起病于青壮年，常缓慢起病，自然病程多迁延，呈反复加重或恶化。

（二）病因和发病机制

1．遗传因素　大量的家系调查、孪生子、寄养子调查结果显示遗传因素在本病的发生中起重要作用，精神分裂症可能是多基因遗传，由若干基因的叠加作用所致。有精神分裂症家族史的人群患病率比一般人群高10倍，与患者血缘关系越近，发病率越高。

2．环境中的生物学和社会心理因素　环境因素包括母亲孕期的病毒感染，围产期、分娩过程中的损害及社会心理压力与应激。

3．大脑病理和脑结构的变化及神经发育异常假说　30%～40%的患者有脑室扩大和沟回增宽，提示精神分裂症患者存在脑组织萎缩或其他脑结构异常。

4．神经生化病理研究　抗精神病药物的药理作用是通过拮抗多巴胺受体的功能而发挥治疗作用，是多巴胺受体阻滞剂。

（三）分型与临床表现

1．分型　《中国精神障碍分类与诊断标准》第3版（CCMD-3）将精神分裂症主要分为五型：偏执型、青春型、单纯型、紧张型、未分化型。其临床特点有以下几种。

（1）偏执型：又称妄想型，是临床上最常见的类型。以妄想和幻觉最常见。妄想以被害妄想、关系妄想最多见，其次是自罪、嫉妒、影响、夸大和钟情妄想，大多数患者常同时存在几种妄想。幻觉以言语性幻听最常见，内容多使人不愉快，如批评、讽刺、威胁、命令等，命令性幻觉常使患者出现伤人、自伤或毁物行为。情感淡漠较轻，但情感多不稳定，易发怒、有敌意、恐惧和猜疑。本型发病年龄相对较晚，多发生于青壮年或中年期，在发病数年后尚能维持正常生活，人格相对完整，智能完好，一般接触较好。病程发展较缓慢，如治疗彻底，预后较好。

（2）青春型：此型近年来发病人数呈下降趋势。发病年龄较早，多在青春期急性或亚急性起病，病情进展快，多在2周之内达到高峰。以情感不协调、思维障碍和行为幼稚愚蠢为临床特征。情感改变表现为情感喜怒无常、变化莫测，常伴傻笑、表情做作；思维障碍表现为思维凌乱甚至破裂，内容荒诞离奇；行为障碍表现为行为幼稚、愚蠢、奇特，常有兴奋性冲动行为，患者本能活动（性欲、食欲）亢进，可有意向倒错，如吞食脏食、喝脏水等。部分患者有片段的幻觉、妄想，内容荒诞与患者的愚蠢行为一致。此型病程发展较快，易反复发作，对抗精神病药物反应较好，但疗效不如偏执型，预后亦较偏执型差。因此药物维持治疗对预防疾病的复发起重要作用。

（3）单纯型：较少见。好发于青少年，以隐匿、持续发展的离奇行为、社会退缩和工作能力下降等为临床特征。早期常出现类似“神经衰弱”的症状，如易疲劳、失眠、工作效率下降等，逐渐出现日益加重的性格改变，如不关心周围的人和事、社交活动贫乏、懒散、孤僻、退缩、生活毫无目的，但幻觉和妄想不明显，因此在发病早期，常不引起重视，甚至会误认为患者“不求上进”“工作学习压力过大”等而导致误诊，经数年病情发展到严重时才被发现，但已出现精神衰退，治疗效果较差。

（4）紧张型：此型约占总数的7%，近年来发病人数有减少的趋势。临床以单独或交替出现的紧张性木僵或紧张性兴奋为主要表现，多在青壮年发病，起病急，病程呈发作性，可自动缓解，积极治疗效果好。

（5）未分化型：本型患者症状应符合精神分裂症的诊断标准，但不符合上述任何一种亚型的标准，或同时存在上述两种或两种以上类型的精神症状，无法归到上述分型中的任一类别，故将其放到“未分化型”中，此型患者在临床并不少见。

2．临床表现　精神分裂症的临床症状十分复杂和多样，根据精神分裂症不同分型及整个病程中所表现出来的症状，一般可划分为两大类：特征性症状和其他症状。

（1）特征性症状：患者的精神活动脱离现实，与周围环境不协调，以及思维、情感、意志活动之间不协调，即所谓精神“分裂”症状。

1）思维障碍：是精神分裂症最突出的症状。常见的有：①思维联想障碍，患者在意识清晰的情况下出现思维散漫、破裂性思维、思维贫乏、思维松弛等。②思维逻辑障碍，主要表现为患者的逻辑推理荒谬离奇，出现病理性象征性思维、语词新作等。③思维内容障碍（妄想），常见的有被害妄想、关系妄想及影响妄想，还可见钟情妄想、嫉妒妄想、疑病妄想等。④被动体验，是精神分裂症常见的症状之一，表现为被揭露感、被洞悉感、影响妄想等。

2）情感障碍：情感淡漠、情感反应不协调也是精神分裂症的重要特征。一般按顺序出现情感迟钝、情感淡漠、情感倒错等症状。最先涉及的是较细腻的情感，对朋友或同事不关心，对亲人不体贴，对周围事物的情感反应变得迟钝或平淡，兴趣爱好减少，对生活、学习的要求减退。病情加重后，患者的情感体验日加贫乏，甚至对一般人可产生莫大痛苦的事件也表现得淡漠，丧失了对周围环境的情感联系。严重时情感反应与思维内容或环境不协调。

3）意志行为障碍：①意志活动减退，患者活动减少，缺乏主动性，行为被动。②意向倒错，患者的意向要求与常情相违背，令人难以理解。如伤害自己的身体，吃一些不能吃的东西（如肥皂、脏物、大便）。此外部分患者可出现违拗、刻板动作或幼稚、愚蠢行为，甚至有冲动、自伤、伤人等行为发生。

（2）其他症状

1）感知障碍：最突出的表现为幻觉，以幻听最常见，幻视也可见。幻听一般为评论性、命令性、议论性幻听，是精神分裂症重要的症状，特点是在意识清楚的情况下反复出现持续性、顽固性幻听，其内容荒谬、脱离现实。部分患者出现人格解体，认为自己的一部分内心体验或活动不属于自己，如感到脑子离开了自己的躯干，走路时感觉不到自己的腿，自己分裂成 2 个或 3 个人，丧失了“自我”的感觉。

2）紧张综合征：突出表现为紧张性木僵，以缄默、随意运动减少或完全抑制为特征，常伴有肌张力增高。轻者表现为少语、动作缓慢、长时间保持一个姿势；病情严重时患者保持一个固定姿势，对任何刺激均无反应；严重的木僵患者，可出现空气枕头和蜡样屈曲。有时可突然出现冲动行为，即紧张性兴奋，患者行为冲动，动作紊乱，做作并带有刻板性。

3）自知力损害：患者常不承认自己的精神活动不正常，所以常拒绝就医治疗。

知识链接

精神分裂症助记口诀

言语幻听反复来，思维障碍表现多，情感淡漠又倒错，意志衰退行为拙。

（四）治疗

对精神分裂症的治疗，抗精神病药物起着重要作用，支持性心理治疗及康复治疗对改变患者的社会生活环境及提高社会适应能力亦十分重要，目前多采用以药物治疗为主的综合治疗。一般急性期以药物治疗为主，慢性期在药物维持治疗的同时，辅以心理社会康复治疗。

1. 抗精神病药物治疗

（1）常用抗精神病药物：分经典类药物与非经典类药物两大类。①经典类药物：又称神经阻滞剂，能有效控制精神分裂症的精神症状。按临床作用特点，分为低效价和高效价两类。前者以氯丙嗪为代表，后者以氟哌啶醇、三氟拉嗪为代表。②非经典类药物：以氯氮平为代表，有明显镇静和抗精神病症状的作用，锥体外系副作用较轻，对难治性精神分裂症疗效优于其他抗精神病药物。也可使用第二代抗精神病药物，如利培酮、奥氮平及佐替平和喹硫平等。

（2）药物治疗原则：①首发或复发患者抗精神病药物治疗力求系统和充分，强调早期、低剂量起始，逐渐加量、足量、足疗程的“全病程治疗”的原则。②药物的选择应因人而异，可根据患者的典型临床症状及可能出现的不良反应合理选择药物。③一般急性期 2 个月，巩固期治疗 4～6 个月，剂量与急性期相同。维持期剂量应个体化，为稳定病情、减少复发，应较长时间（如第一次发病维持治疗 2 年）甚至终生维持用药。注意减量不宜过快，并定期复查，随时调整剂量，避免复发。④原则上单一用药。

2. 电休克治疗　精神分裂症出现严重兴奋躁动、冲动伤人、木僵或亚木僵状态，或伴有明显的抑郁症状者较适合电休克疗法。或在药物治疗的基础上合并使用电休克治疗，可缩短病程，有利于患者尽快康复。使用该疗法时需严格掌握适应证，以确保患者安全，一般 6～12 次为一疗程。

3. 心理治疗及心理社会康复治疗　支持性心理治疗，对稳定病情、提高自知力、增强治疗的依从性具有重要作用。在治疗过程中应了解与发病有关的生活和工作中的应激，了解患者在病情好转阶段对疾病的态度、顾虑，协助患者解决家庭生活中的急慢性应激。

心理社会康复，可减少患者在社会生活中的应激，对减少复发、促进患者的心理和社会康复起到积极作用。重视患者在住院时的社会生活，有组织地开展工娱、工疗活动，关心患者与家庭、社会的联系，重视对慢性患者的日常生活能力、职业劳动能力和社交能力的训练，以提高患者回归社会后的适应能力。此外还应开展对患者家属的心理教育，改善患者家庭环境中的人际关系。

二、精神分裂症患者的护理

（一）护理评估

1. 健康史　收集患者的健康资料。主要包括个人史、家族史以及社会、文化、受教育情况等，有无患过其他躯体疾病及治疗情况。

2. 生理心理状况　评估患者的饮食、睡眠、体重等情况。对患者的认知、情绪情感、意志行为、自知力等情况进行评估，特别是对患者的精神活动与外界是否协调，有无幻觉、妄想、情感倒错等进行重点评估。

3. 社会状况　对患者的人际关系、社会交往能力及可利用的支持系统等情况进行全面分析。

（二）护理诊断

1. 有暴力行为的危险（对自己或他人）　与妄想、幻听、精神运动兴奋、缺乏自知力等有关。

2. 不合作　与自知力缺乏，对药物不良反应而产生恐惧、违拗等有关。

3. 思维过程改变　与思维障碍有关。

4. 感知紊乱　与感知障碍有关。

5. 营养失调：低于机体需要量　与拒绝进食或自理缺陷有关。

6. 部分生活自理缺陷　与怪异行为、精神衰退导致生活懒散有关。

7. 睡眠型态紊乱　与妄想、兴奋、睡眠规律紊乱等有关。

8. 社交孤立　与妄想、情感障碍有关。

（三）护理目标

1. 患者能接受治疗、配合护理，最大限度减轻幻觉妄想症状。

2. 患者能合理控制情绪，住院期间无自杀及伤人毁物事件的发生。

3. 患者愿意配合治疗和护理，主动服药，能描述不配合治疗的不良后果。

4. 患者能主动进食，通过改变不良行为和生活方式使体重维持在正常水平。

5. 患者睡眠得到改善，睡眠时间能得到保证，并能学会一些应对失眠的方法。

6. 患者保持衣物整洁，身体清洁无异味，在一定程度上可生活自理或于协助下完成。

7. 患者对疾病的知识有所了解，主动与他人建立关系，愿意参加集体活动。

（四）护理措施

1. 安全护理

（1）重点患者心中有数，尤其要注意受幻觉妄想支配，但思维内容不暴露的患者，要严密观察患者的情感反应，通过患者的外显行为，发现患者的异常表现，及时阻止，防止意外发生。

（2）每 30 分钟巡视一次，确保患者安全。对自伤、自杀、伤人、兴奋冲动的患者应安置在重点病室。对严重自杀的患者设专人护理，24 小时在护理人员视线范围内活动。对极度兴奋，有可能造成意外的患者必要时要进行保护性约束。对不合作的患者要适当限制其活动范围，防止患者出现私自外出行为。

（3）加强病房设施的检查，发现问题及时处理。办公室、治疗室、饭厅、浴室、杂物间要随时锁门。患者入院、探视、返院后，要认真做好安全检查（包括患者带入的打开包装的物品），防止患者将危险物品带入病房。患者需要使用危险物品如刀、剪、针时，要在护理人员的协助下完成。要在每日扫床时做好床单位的检查，及时清除危险物品。

2. 生活护理

（1）饮食护理：了解患者不进食的原因，有针对性地采取相应的护理措施，如因害怕食物中毒而拒食者，可让患者自己到配餐间参与备餐或集体进餐；如因兴奋、行为紊乱不知进食者，宜单独进食；木僵患者应喂食；异食患者要限制活动范围；暴饮暴食者要严格控制入量；老年患者或因药物不良反应致吞咽困难者，进食速度要慢，并应协助进半流食或流食，防止发生噎食。

（2）睡眠护理：评估患者睡眠情况，了解睡眠紊乱的原因；为患者提供良好的睡眠条件，保持环境安静，温度适宜，避免强光刺激；合理安排作息制度，鼓励患者白天尽量多参加集体活动，以保证夜间睡眠质量；指导患者使用促进睡眠的方法，如深呼吸、放松术等；对严重睡眠障碍者，可遵医嘱使用镇静催眠药物辅助睡眠。

（3）个人卫生护理：督促、指导患者的日常生活料理，必要时协助口腔及皮肤护理，对兴奋不合作患者，应协助完成晨晚间护理。

3. 用药护理　护士应向患者解释遵医嘱服药的重要性，并督促患者按时服药。对经反复劝说解释无效的不配合患者，可采取强制措施进行治疗，用药期间应密切观察患者用药疗效与副作用。

4. 心理护理　护士应与患者建立良好的护患关系，取得患者信任。鼓励患者用语言表达内心感受而非冲动行为，并做出行为约定，承诺今后用其他方式表达愤怒和激动情绪，观察患者情绪情感反应的程度和言行，及时预测其心理生理需要，主动满足患者的合理要求。逐渐教会患者克服急躁情绪及处理压力的方法，鼓励患者在无法控制其行为时能积极寻求医护人员的帮助。

5. 健康教育　教会患者和家属有关治疗精神分裂症的基本知识，使其明白按医嘱治疗对预防疾病复发、恶化的重要意义；教会患者和家属应对各种危机（如自杀、自伤、冲动或外走）的方法，争取亲友、家庭和社会支持。根据病情安排探视，以帮助患者适应家庭、社会生活。

（五）护理评价

1．患者的精神症状是否有缓解，自知力是否有恢复。

2．患者在住院期间能否控制自己的情绪，有无意外事件和并发症的发生。

3．患者能否主动配合治疗和护理，并参加工娱治疗。

4．患者能否自行进食，营养及代谢是否发生紊乱。

5．患者的睡眠是否改善，是否掌握几种失眠的应对方法。

6．患者的日常生活是否能自理，或能否在协助下保持身体、衣物的整洁。

7．患者的生活技能和社会交往技巧的恢复情况。

小　结

大脑的结构或功能的失调可导致人的心理异常。我国对正常与异常心理的区分主要采用常识性和心理学的区分原则，按内省经验标准、统计学标准、客观检查标准及社会适应标准进行正常和异常心理的判断。心理障碍的常见症状包括认知障碍、思维障碍、情感障碍、意志行为障碍、注意与记忆障碍、智能障碍及自知力障碍。CCMD-3 将心理障碍分为十大类，常见的心理障碍有神经症、人格障碍、精神病、儿童心理发展障碍、性变态、成瘾行为、睡眠障碍及阿尔茨海默病。而神经症、癔症、睡眠障碍、精神病和阿尔茨海默病是护士执业资格考试的重点内容，所以本章重点介绍了这方面的知识。只有掌握心理异常的相关知识，才能正确识别常见的心理障碍类型并做出恰当的处理。

自 测 题

一、名词解释

1．异常心理　2．精神分裂症

3．抑郁症　4．焦虑症

5．癔症　6．阿尔茨海默病

二、填空题

1．正常心理与异常心理的心理学区分原则有_______、_______、_______。

2．抑郁症的三低指_______、_______、_______。

3．精神分裂症的临床分型包括_______、_______、_______、_______、_______。

4．心理障碍的五个特点是_______、_______、_______、_______、_______。

三、单项选择题

1．强迫症的好发年龄段为（　　）

A．婴幼儿　B．童年

C．青少年　D．中年

E．老年

2．患者，男，71 岁。诊断为阿尔茨海默病，目前临床最常用的治疗药物是（　　）

A．抗焦虑药物

B．抗抑郁药物

C．抗精神病药物

D．乙酰胆碱酯酶抑制剂

E．促脑代谢药物

3. 对抑郁症患者生命安全威胁最大的因素是（　　）

A．自杀、自伤倾向　B．药物不良反应

C．暴力行为冲动　D．噎食

E．特殊治疗的并发症

4．在护理阿尔茨海默病患者时，错误的做法是（　　）

A. 促进患者多料理自己的生活，积极维持自理能力
B. 反复强化训练患者用脑，维持大脑活力
C. 多帮助患者回忆往事，锻炼记忆力
D. 患者出现错误并坚持己见时，要坚持说服其接受正确观点
E. 保证夜间休息，保证充足的睡眠

5. 患者，女，43岁。因广泛性焦虑障碍入院。广泛性焦虑障碍的症状不包括（　　）
A. 坐卧不安　　B. 出汗、心跳加快
C. 尿频、尿急　　D. 莫名恐惧
E. 濒死感

6. 患者因焦虑症入院，每天晚上总是躺在床上翻来覆去睡不着觉，一直到凌晨1点。患者的表现属于睡眠障碍的（　　）
A. 入睡困难　　B. 时醒时睡
C. 睡眠规律倒置　　D. 彻夜不眠
E. 浅睡眠

7. 强迫人格患者的主要特点为（　　）
A. 犹豫不决、追求完美
B. 自我中心、富于想象
C. 情感体验肤浅、易感情用事
D. 违法乱纪、冷酷无情
E. 情绪不稳、易激动

8. 阿尔茨海默病患者首发的症状是(　　)
A. 妄想　　B. 人格改变
C. 记忆障碍　　D. 语音功能障碍
E. 视空间机能障碍

9. 最容易导致癔症的性格特征是（　　）
A. 孤僻　　B. 懦弱
C. 固执　　D. 冲动任性
E. 具有表演性人格特征

10. 精神分裂症的遗传方式最可能的是（　　）
A. 单基因遗传
B. 双基因遗传
C. 多基因遗传
D. 常染色体显性遗传
E. 常染色体隐性遗传

11. 影响癔症发病最主要的因素是患者的（　　）
A. 器质性病变　　B. 精神因素
C. 血型　　D. 年龄
E. 经济状况

12. 抑郁症患者的核心表现是（　　）
A. 情绪低落　　B. 思维迟缓
C. 情感淡漠　　D. 睡眠障碍
E. 自责自罪

13. 患者，男，28岁，患精神分裂症。第二次复发住院治疗后拟于明日出院。护士在对患者进行出院指导时，应首先重点强调的是（　　）
A. 规律生活　　B. 锻炼身体
C. 加强营养　　D. 维持药物治疗
E. 参与社会工作

14. 患者，女，19岁。因“怕脏反复洗手，双手变得粗糙皲裂。明知道没必要却无法控制”来就诊。最佳治疗方案是（　　）
A. 药物治疗＋心理治疗
B. 抗精神病药物治疗
C. 工娱治疗
D. 电休克治疗
E. 精神分析治疗

15. 抑郁症患者情绪低落的表现在一天中的规律是（　　）
A. 晨轻夜重　　B. 晨重夜轻
C. 晨轻夜轻　　D. 晨重夜重
E. 无规律

16. 患者，女，30岁。近3年来出现情绪低落，食欲、性欲减退。觉得自己患了不治之症，给家人带来了许多麻烦，生不如死。近2周症状加重，诊断为抑郁症。对该患者进行健康评估的重点是（　　）
A. 抑郁心境评估　　B. 自杀行为评估
C. 认知行为评估　　D. 意志活动评估
E. 睡眠质量评估

17. 治疗焦虑症的药物不包括（　　）
A. 地西泮　　B. 咪达唑仑
C. 阿普唑仑　　D. 劳拉西泮
E. 奋乃静

18．在精神分裂症的病因学研究中，目前认为最重要的因素是（　　）

A．遗传因素　　B．环境因素

C．生化因素　　D．脑萎缩

E．精神因素

19．患者，女，21岁。因研究生入学考试压力大，近几个月来出现入睡困难，睡眠表浅，多梦早醒，醒后不易入睡。最可能出现了（　　）

A．嗜睡症　　B．夜惊症

C．睡行症　　D．梦魇症

E．失眠症

20．幻觉是精神分裂症患者最常见的感知障碍，最常见的幻觉是（　　）

A．幻听　　B．幻视

C．幻嗅　　D．幻味

E．内脏性幻觉

（21、22题共用题干）

患者，男，56岁。患类风湿关节炎20年。全身关节活动受限，生活部分自理。3天前患者企图自杀被家人发现，及时将其送往医院接受治疗，门诊以“重度抑郁症”收治入院。

21．在实施患者的入院护理时，需要避免的做法是（　　）

A．将患者安排在离护士站近的房间

B．将患者安排在单人房间

C．严格检查患者入院携带的物品

D．向患者介绍主管护士

E．向患者介绍同病房的其他患者

22．对患者实施给药护理时，正确的做法是（　　）

A．将药物放在床头柜上，让患者自行服用

B．将药物交给家属，让其督促患者服用

C．将药物混合在患者的食物内，一同服用

D．护士看护患者服药，确认服下后离开

E．患者拒绝服药时，应以命令或强制的方式执行

（23、24题共用题干）

患者，男，35岁。因失眠、乏力、少语、少动3个月，加重2周就诊。查体：意识清，精神疲倦、消瘦，语音低、情绪低落，诉“不想活了”。诊断为抑郁症收入院。

23．评估该患者时首先需要注意的问题是（　　）

A．躯体的营养状况

B．认知与感知状况

C．有无自伤自杀行为

D．睡眠与休息状况

E．注意安慰开导

24．针对该患者首要的心理护理是（　　）

A．鼓励患者抒发自己的内心情感

B．调动患者积极情绪

C．帮助患者学习新的应对技巧

D．与患者建立良好的护患关系

E．劝阻患者的自杀想法

（25～27题共用题干）

患者，男，43岁。因“失眠、凭空闻语3月余，加重1个月”来诊，以精神分裂症收入院，患者病前性格内向、多疑，入院时神志清醒，接触差，多问少答。

25．针对该患者失眠，错误的护理措施是（　　）

A．白天适当参加娱乐活动

B．睡前不喝浓茶、咖啡

C．临睡前排尿

D．睡前访谈患者

E．创造良好的睡眠环境

26．关于该病药物治疗的原则，描述正确的是（　　）

A．高剂量起始，短程，足量

B．多种同类药联用效果好

C．药物的使用无须个体化

D．一般急性期治疗2个月，巩固期治疗4～6个月

E．病情好转即可停药

27．患者住院治疗1个月后，病情好转准备出院，正确的出院指导是（　　）

A．低盐低脂饮食

B．鼓励家人照顾患者日常生活

C．症状消失后可停止药物治疗

D．鼓励患者增加人际交往，回归社会

E．出院 1 年后再复查

（28～30 题共用题干）

患者，男，70 岁。因糖尿病、阿尔茨海默病入院治疗，今晨进食油条、豆浆时，突然面色发绀，继而倒地、抽搐，意识丧失。

28．该患者最可能发生了（　　）

A．酮症酸中毒　　B．噎食

C．癫痫小发作　　D．癔症

E．中毒

29．应立即采取的措施是（　　）

A．注射胰岛素　　B．吸氧

C．做气管切开准备　D．平卧解开衣领扣

E．迅速将口腔内食物抠出

30．护理评估时，重点评估的内容是（　　）

A．诱发因素　　B．痴呆程度

C．肢体功能　　D．心理状况

E．自主呼吸功能

四、简答题

1．简述神经症的共同特征。

2．列表区分各类心理障碍的种类及症状。

3．简述精神分裂症的常见类型及主要表现。

4．抑郁发作患者的护理措施有哪些?

5．简述失眠症的治疗方法。

6．谈谈阿尔茨海默病的临床表现。

（郑培月）

第11章 护士的心理素质及其培养

生命护理是最精细的艺术，护理人员应既具精湛专业技能，又具有良好心理素质和高尚人文素养，让新型护理专业人才的内在美兼具自然美和社会美，展现新型护理专业工作者“白衣天使”的美好形象，适应现代社会需要。

第1节 护士应具备的心理素质

一、心理素质概念

一个人的心理素质是指人的认识能力、情绪和情感品质、意志品质、气质和性格等诸方面心理品质的总和。它是在先天素质的基础上，经过后天的环境教育影响与个人的实践活动相结合而逐步形成发展起来的。社会护理服务已由传统的以疾病护理扩展到医养延寿和身心健康的服务，因此护士要具有良好的心理素质，成为新时代的新型护理专业人才，才能保证医疗护理水准，满足社会需求。

二、心理素质内涵

医护工作是科学、艺术与爱相结合的救死扶伤的神圣事业；作为护士要适应新时代要求，倡导践行人性化医护服务，给予患者生理、心理、社会、文化等全方位的医疗护理，这就要求护士应具备全面的心理品质。

（一）认知能力

认知能力包括敏锐的观察力、良好的记忆力、敏捷的思维力和注意的品质。

1．敏锐的观察力　人的许多心理活动和生理状况，常通过肢体语言和气色等表现出来；护士必须及时捕捉到患者的各种直观信息，了解其心理特征、内心世界和需求，预知病情的发展和可能发生的问题，采取相应措施，保证患者的身心健康。

2．良好的记忆力　是在一定的医护知识和技能基础上，经过长期医护实践培养起来的。护士要准确无误地记住患者的病情、治疗方案、特点习惯等，确保医护质量，预防、避免事故的发生。同时能增强患者的信任感，便于建立和谐的护患关系，推进护理事业的发展。

3．敏捷的思维力　思维力是良好认知能力的核心要素，也是人的各种能力的基础保证。对各种疾病的诊断治疗及护理计划的制订，都必须经过科学严谨的思维过程和思维方式，凭借良好的智慧品质予以确立。

4．注意的品质　注意是心理活动或意识对一定对象的指向和集中。指向性和集中性是保证护士顺利完成某项医护工作的重要心理特征。由于护理的对象和病情具有复杂性、多样性、持久性、多变性，这就要求护士一定要在注意的广阔性、稳定性、分配性和转移性方面具备优良的品质，才能确保任何一项医护工作高效顺利地完成。

（二）积极稳定的情绪和情感

护理事业具有特殊性，服务对象是特殊的群体，对这一群体的治疗护理必须是生理、心理、社会、文化等全方位的。这就要求每一位护士自身要具有控制情绪和情感的能力。

1．高尚的职业情感　护士面对的是最需要关爱的群体，在工作中要急患者所急、想患者所想，将患者的生命健康看得高于一切。不断丰富强化职业道德和信念，逐步形成高尚的职业理想和情操，强化高尚的职业情感。

2．积极稳定的情绪　一般来说，患者的心理相对比较脆弱，易受外界的暗示，尤其是护士的情绪对其影响很大。护士积极稳定的情绪可增加患者的安全感，激发患者同疾病做斗争的信心，形成相互信任、相互理解及相互配合的护患关系，取得医疗护理的最佳效果。

3．较好的情绪自控和调节能力　护士长期处在紧张的工作环境中，每天要应对各种情绪问题，甚至经常要面对比较剧烈的情绪反应。这种高强度的职业性应激容易导致部分医护人员出现身心健康问题，出现职业倦怠和“心身耗竭综合征”等身心失衡现象。护士要保持健康的身心状态、饱满的工作热情和积极性，必须要有较好的情绪自控和调节能力。

（三）坚强的意志力

护士在临床实践中，常常会遇到来自各个方面的困难，这就要求护士必须具备良好的意志品质，积极果断，沉着自制，耐心坚韧，不畏艰险，才能完成救死扶伤的医护任务，这种品质又具体表现在自觉性、果断性、坚韧性和自制性等方面。

1．意志的自觉性　是指护士要认清自己所肩负的神圣使命，以及自己所从事的“人类健康使者”职业的崇高价值。以此树立为医疗护理事业献身的伟大志向，自觉地确立人生目标、工作目标，在工作中坚持不懈、克服各种困难，实现自己的理想。

2．意志的果断性　是指护士要适时地做出决断。在医护处置中，能够分析判断，明辨病因，迅速果断地做出正确决定。

3．意志的坚韧性　指在实施护理过程中能坚韧不拔、坚持到底，顽强地克服一切困难，最终完成任务的意志品质。意志的坚韧性要求护士面对复杂烦琐的医疗和护理操作，要始终做到细致、严谨、认真、扎实、一丝不苟，避免任何差错的发生，直至圆满完成任务。

4．意志的自制性　是指在护理工作中善于自我约束控制，有意识地自我调节和支配的意志品质。做到遇事不慌、纠缠不烦、悲喜有度，要学会自我调节控制，不要因工作及个人生活中的不愉快影响对患者的治疗及护理。

（四）高尚的职业道德

护士的职业道德也就是我们常说的医德，是符合医护职业活动特点所要求的道德准则、道德情操、道德品质的总和。它是调整护士与患者、护士之间以及护士与社会之间关系的行为准则和道德规范。护士是为患者服务的，肩负着医治疾病和伤痛，使患者尽快恢复健康的特殊神圣职责，其医德和行风，直接关系患者的生命和健康的质量，这就要求护士必须具备高尚的道德。

知识链接　**人道与对象无关**

著名作家托尔斯泰有一次向一个乞丐施舍，他的朋友告诉他，这个乞丐品格不好，不值得施舍，托尔斯泰却说，我不是施舍给那个人，我是施舍给人道。

1．救死扶伤的人道主义精神　救死扶伤、保障人类健康是护士的神圣天职和崇高使命。每个护士都要有关怀人、爱护人、尊重人的人道主义精神，具备始终关爱人的生命、为生命解除疾病和痛苦、维护生命的权利和尊严的人文关怀思想，并能够将这种思想与护理实践相结合，体现出南丁格尔倡导的博爱、人道、奉献精神，全面践行以人为本、为患者服务的现代医护理念。

2．团结友爱的互助协作意识　在护理工作中，团结友爱、互助协作既是医护职业道德的重要内容，又是护理工作性质和特点的要求。无论是某一地区疫情的防治还是群体或个体疾病的诊断救治，均须全体护士的团结协作、互相支持、共同完成。

3．服务为本的无私奉献情操　护理工作归根结底就是救死扶伤，甘于奉献，为患者服务。"非典"时期，我国广大医护人员就是凭借无私奉献的精神，众志成城，舍身忘我，竭尽全力为患者服务，终于战胜疫情，帮助社会渡过难关，有些医护人员为此献出了宝贵的生命。

4．视患者如亲人的医德良心　"高尚的职业，美好的心灵"这句话不仅是赞美医护人员，还要求作为一名医护工作者，要具备美好的心灵和高尚的医德。

护士在实践中不断加强道德修养，将社会道德准则与医德要求内化为个体道德品质，形成个人内心的道德信念，即道德良心。实际上它在人的内心深处无时不在自动地调节着人们的行为，是一种强大的自省、自控力量。

第2节　护士心理素质的培养

一、培养背景

随着护理学科的迅速发展，生物-心理-社会医学模式的转变，对护士的综合素质要求越来越高。由于护理职业的性质和特点、相关社会因素及护士本身内在性格等方面因素的影响，有时工作中承受着很大的精神心理压力，将直接影响着护士的身心健康、护理工作的质量和患者的治疗康复。要做好护理工作，除了具有全面扎实的理论知识及熟练的临床操作技能，还必须具有良好的心理素质。

二、如何培养心理素质

根据护士必备的心理素质和形成的规律，要有针对性地加强护士心理素质的培养和锻炼，让护士以积极、乐观、健康的心态全身心投入到护理工作中，树立"以患者为中心"的整体护理目标。

（一）坚定献身医学事业的信念

信念是认知、情感和意志的有机统一体，是人们在一定的认识基础上确立的对某种思想或事物坚信不疑并身体力行的心理态度和精神状态。信念是一种心理动能，是意志行为的基础。

案例11-1

中国第一位获得诺贝尔生理学或医学奖的科学家——屠呦呦，1930年12月30日生于浙江省宁波市，在饱经战火洗礼的童年，她就萌生了治病救人的理想。1951年考入北京大学，在医学院药学系学习。1955年，毕业后一直在中国中医研究院工作。为了战胜疟疾这个恶魔，经过了数十年的反复实验。数十年里，她远赴边疆，以身试药，在实验室中她饱经挫折、艰苦奋斗，最终寻找到了一种救治全世界2亿人的"中国仙草"——青蒿及其精华青蒿素。这种药品可以有效降低疟疾患者的死亡率。

问题："态度决定一切，理想造就辉煌"，如何理解理想和信念在人生发展中的重要性？

从案例可以看出，信念是一个人的脊梁，它能支撑着不倒的灵魂，它又是人生的路标，指引着前进的方向。信念是人格中的主导核心要素，只要有了信念，就有了精神，就能坚守事业，焕发出无穷的动力。

（二）掌握扎实的专业知识和技能

医学是一门科学性、实践性极强的学科，医护工作具有较强的经验性、应用性，要想成为称职的护士，不但要有扎实渊博的专业基础知识、专业理论知识及其他相关知识，还要有较强的专业实践能力。

1．全面掌握专业和相关知识　医护工作者的专业实践能力一定是建立在全面扎实的专业和相关知识基础上的。护理工作要掌握好生理、病理、药理、护理等自然科学知识和心理、伦理、人际沟通交往等社会能力，才能形成较强的全面的专业实践能力。

2．善于将知识与实践相结合　“实践出真知、熟能生巧”。护士要把专业知识和社会知识正确理解、验证、运用，转化为技能，发挥其实效，做到学以致用。通过实践不断加深理解，结合新知识、新理念、新技术、新模式，充实完善专业知识，提高专业实践能力。

3．具有严谨规范的实践能力　护理工作是一项科学的系统工程，服务于人类的生命健康，人命关天，护士的优秀专业实践能力，其中严谨规范是第一要求。护士良好娴熟的护理技术体现在稳、准、轻、快四点，要求护理技术操作熟练、规范，既治疗疾病、减轻患者痛苦，又能使患者满意，产生信任和安全感。

所以严谨规范是护士较强专业实践能力的必然要求，努力做到“因病因人施护”。

（三）培养自信心

护理工作除了要具备一定的护理专业知识和技能外，还必须要树立正确的职业心态来维护职业尊严，培养自信心。自信心是指由积极自我评价引起的自我肯定并期望受到他人、集体和社会尊重的一种积极向上的情感倾向。

护理实践是培养护士自信心的有效途径之一，医护人员的自信心在成功完成一次次救死扶伤任务中得到强化和提高。自信心强的人热爱生活、热爱工作，有较高的自主性和责任心，有充沛的精力和积极向上的人生态度。因此，护士要自觉进行强化训练，只有掌握较全面的理论知识，娴熟的临床操作技能，才能树立起自信心，遇到紧急情况时，才能保持沉着、冷静的心理状态。

第3节　护理人员心理调适

一、心理调适的背景

“健康使者”队伍的身心健康状况，对护理工作具有直接的影响。护士经常承受超负荷的工作量、持续性的紧张情境刺激和求医心切的患者的某些冲动言行等。这种特殊职业氛围可能使人情绪易激动，在面对一系列刺激时，出现心理失衡，又因职业要求而压抑自己的情绪，就可能出现不良的身心健康状态。

二、心理调适的方法

日常中需要高度关注护士的身心健康，给予其科学有效的心理调适和较多的关心理解，培养护士自我心理调适和维护心理健康的能力，使其保持愉快的心境，用积极的心态和情绪去服务患者。一般常用以下方法进行心理调适。

（一）认知调控法

认知调控法是指当个人出现不适度、不恰当的情绪反应和行为时，理智分析和评价所处情境，以逻辑和理性观念来思考，避免或消除情绪障碍，以做出合理应对。例如，当一个人非常愤怒时，常会作出过激行为；如果此时能够告诫自己冷静分析一下动怒的原因、可能的解决办法和后果，就可使过分的反应平静下来，找到恰当的方式解决问题。

认知对情绪有整合作用。认知和情绪分属于大脑不同部位控制，控制情绪的大脑是较原始的部分，控制认知的大脑是在情绪中枢之上发展的新皮质部分。大脑控制的情绪反应速度快，皮质控制的认知反应稍迟于情绪反应，但其内容更显理智，能够整合情绪反应。认知调整的直接目的在于矫正导致不适行为和情绪的思想和观念。

心理问题所伴随的不适当的情绪和行为反应，往往不是由某一诱发事件本身引起，而是由经历这一事件的个体对这事件的不合理的解释和评价引起。所以，首先分析刺激的性质与程度，冷静分析问题所在，可以即时调控过度的情绪反应。其次努力使个体改变思维模式，放弃非理性观念，寻找多种解决问题的方案，比较选择后择优而行。另外，冷静思考是解决问题的前提，也可采取自己或他人的语言暗示调节。

（二）合理宣泄法

生活中，总会有一定的心理压力，如工作不顺、婚姻不幸、家庭不睦等，这时，切忌把不良情绪埋于心底，必须采取合理的方式，将情绪宣泄出来。

合理宣泄就是利用或创造某种条件、情境，以合理的方式把压抑的情绪倾诉和表达出来，减轻或消除心理压力，稳定思想情绪，使自己有个好心境。

宣泄是一种释放，其作用在于把压抑在心里的愤怒、悲伤、焦虑等各种消极情绪加以排解，消除不良心理，得到精神解脱。因此，宣泄是摆脱恶劣心境的必要手段，它也可以强化人们战胜困难的信心和勇气。

情绪宣泄的方式很多，常用的有以下几种。

1. 倾诉　将心理问题和积怨，找同事、朋友、领导尽情地倾诉出来。倾诉对象一般是最亲近、最信赖、最理解自己的人，否则就不能无所顾忌地畅所欲言。

2. 书写　用写信、写作文或写日记等方式，使因各种原因不能直接对人表露的情绪得到排解，如写日记，自己对自己说，想说什么就说什么，没有任何心理压力，许多不良情绪就在字里行间化解了。

3. 运动　有了消极情绪，最好到室外去活动活动，如打球、跑步或爬山等，呼吸一下新鲜空气，让怒气和痛苦随汗水一起流淌，心情就会开朗起来。

4. 哭泣　“男儿有泪不轻弹”“有泪往肚里流”从身心健康角度来讲是不可取的。流泪也是一种宣泄，无论男女，不管是偷偷流泪还是嚎啕大哭，都能将消极情绪排泄出来，从而令不愉快的情绪得到缓解，减轻心理压力。

消极情绪宣泄要注意以下几点：①要注意情感宣泄的对象、场合、方式等，切不可任意宣泄。②不能无端迁怒于他人或他物造成不良后果。③宣泄要自觉遵守规章制度及医疗法律、法规，以不影响科室的正常工作秩序及对患者的诊疗为原则。④培养广泛的兴趣、爱好，这样就拥有了许多转移宣泄不良情绪的途径和手段。

（三）注意转移法

注意转移法又称移情法，是指个体为减轻、消除不良心境所采取的一种转移行为，其目的是通过转移注意力，达到心态平衡。

情绪受认知的调节，人的忧虑、悲伤、愤怒等负性情绪也可以在大脑里产生兴奋中心，按照巴甫洛夫外抑制的原理，人的心理活动可以通过外力使原来的兴奋中心得以抑制和转移。不愉快的心态形成以后，可以引导当事者，或者当事者本人把注意力转向他所愿做的事情上，使个体的不良心境较快地从烦恼、不快中解脱出来。

注意力转移，即可“在于彼而忘于此”，这是一种以建立新的行为而分散、转移原有心境和情绪的方法，最常见的方法有以下几种。

1．消遣转移法　有散步法和聊天法。面对不良心境的折磨、负性情绪的刺激，最好是脱离情境，走出去。在散步时，你可从自身查找原因，置换角度分析问题，这种冷静的、理智的思考过程，也是负性情绪的冷处理过程。聊天转移即用聊天的方式转移注意力、转移自己无休止忧虑的一种方法，通过聊天，可解除心中的困惑，摆脱委屈、不安和痛苦。

2．繁忙转移法　个体心态不佳时，有意地安排一些工作，使其注意力集中在该项工作上而忘却烦恼，安排工作时，一般要分配工作量偏大、又不太精细、危险性极小的任务，避免注意力难以集中而造成不应有的损失。

3．开阔转移法　是指用能开阔个体心胸的方法转移注意力，达到调节心态的目的。一般来讲只要你走出去，浏览名山大川，思路就会打开，心胸如大海、蓝天一样宽广，就会以一种博大的胸怀看待往日的困境，重新安排自己的生活。

4．娱乐转移法　指个体通过参与所喜爱的娱乐活动，如下棋、画画、跳舞等转移注意力，忘却烦恼的一种方法。例如，习字下棋，能心神集中，摆脱烦恼；跳舞可全神贯注，杂念尽消；绘画赏画，能静神运气，荣辱皆忘。

（四）放松训练法

放松训练法是为达到肌肉和精神的放松所采取的一类行为疗法。它是通过肌肉松弛的练习来达到心理紧张的缓解与消除。

放松训练法是使人处于松弛状态，把因紧张反应而造成的生理心理失调得以缓解并恢复正常。放松训练法对于缓解紧张性头痛、失眠、高血压、焦虑、气愤等生理心理状态较为有效，有助于镇定情绪、恢复体力、消除疲劳、振作精神。护士出现烦闷、焦虑、恐惧等情绪失调以及头痛、失眠等生理心理状态时，放松训练是缓解和消除这些状态的一个有效方法。

放松训练有以下几种方法。

1．一般身心放松法　常用的身体放松法有做操、散步、游泳、洗热水澡。

2．精神放松练习法　通过引导把注意力集中在不同的感觉上，达到放松的目的。例如，把注意力集中在视觉上，静心地看着一朵花或任何一件柔和美好的东西，细心观察它的细微之处；集中在听觉上，聆听轻松欢快的音乐，细细体会，或闭目倾听周围的声音；集中在触觉上，触摸自己的手指，按按掌心，敲敲关节，轻抚额头或面颊等。也可闭上眼睛，着意去想象恬静美好的景物，如蓝蓝的海水、金色的沙滩、朵朵白云、高山流水等。

3．其他常见方法　如腹式呼吸放松法、想象性放松法、肌肉放松法。

（五）活动调节法

活动调节法是指通过从事有趣的活动，以达到调节情绪，促进身心健康的一类方法。它包括劳动和各种体育文化活动。

活动调节法是用活动的过程来充实空虚的生活，从活动中获得愉悦来驱散不良的负性情绪，用活动的内容来促进对问题的领悟和认知的提高，调适不良的情绪和不适应行为，此法可运用于一般性的心理不平衡和轻微的心理障碍。

最常用的是艺术调适，指利用绘画、摄影、音乐、舞蹈、戏剧等艺术活动进行自我心理调适。

在运用艺术调适法时，首先应根据自身的情况选择合适的活动种类，如对抑郁者可选择音乐疗法，对焦虑者可选择绘画疗法，对恐惧者可选择舞蹈疗法等。其次要根据活动的心理效应和心理调适目标选择相应的题材，如贝多芬《命运交响曲》的高亢、激昂，适宜于调适抑郁症、自信心缺乏者，民间音乐《平湖秋月》《春江花月夜》曲调平和、悠扬，适合于躁狂、情绪不稳者，能使人的精神得到有效放松。

小　结

护理工作是救死扶伤，维护人类健康的神圣事业，也是一种高风险和高压力的职业，要求护士具有良好的心理素质，其中包括良好的认知能力，积极而稳定的情绪，坚强的意志力，高尚的职业道德和较强的专业实践能力等。要在实践当中培养造就出优秀的心理素质，就必须要从坚定献身医学事业的信念，掌握扎实的专业知识和技能，加强实践锤炼，培养自信心着手，刻苦学习，勤于实践，善于总结提高自己。在日常工作和生活中，要求护士能够掌握运用认知、宣泄、转移、放松等心理调适法，保持健康的心理和心态，提高护理质量，更好地服务于社会。

自 测 题

一、名词解释

1．心理素质　2．医德良心

3．信念　4．认知调控法

二、填空题

1．医护人员应具备的心理素质包括_______、_______、_______、_______。

2．良好的意志是指_______、_______、_______、_______。

3．医护人员只有在_______当中才能培养良好的心理素质。

4．心理调适除认知调整法外，还有_______、_______、_______等方法。

三、单项选择题

1．属于良好认知能力的是（　　）

A．想象力　B．意志力

C．思维力　D．适应力

E．观察力

2．医护人员要履行好救死扶伤的神圣职责，必须树立高度的责任意识，还要（　　）

A．具备良好自信心

B．掌握扎实的专业知识和专业技能

C．具有沟通能力

D．树立正确的价值观

E．树立正确的世界观

3. 要具有更多的转移宣泄不良情绪的途径和手段，就应该（　　）

A．端正世界观　B．无条件地宣泄

C．培养广泛的兴趣　D．转移注意力

E．增强意志品质

4. 调节一般性的心理不平衡和轻微的心理障碍的方法是（　　）

A．活动调节法　B．放松训练法

C．注意转移法　D．合理宣泄法

E．精神放松法

四、简答题

1．对于护士必备的心理素质你有什么看法？

2．如何更好地培养护士的心理素质？

（王曼青）

实 验 指 导

实验1 记忆广度实验

记忆广度又称为记忆范围，它指对某种材料呈现后能正确复现的数量，个人的记忆广度指标，就是个体对记忆材料呈现后能记住的最大量，反映的是短时记忆能力。在记忆广度的测试中，测试的是记忆材料的数目，而不是材料的意义，它最能体现记忆广度的特点，记忆广度是测定短时记忆能力的一种简单易行的方法。

【实验目的】测量个体短时记忆广度。

【实验用物】记忆广度测试仪；3～11 个数字串。

【实验对象】全体学生。

【实验程序】

方法一：

1．主试者把记忆广度测试仪调试到工作状态，让被试者先熟悉该仪器的性能，学会记忆广度测试仪的使用方法。

2．主试者按下启动键，仪器自动呈现一组（3 位数）数字，每个数字相隔 0.7 秒（可根据需要调节），被试者依次在键盘上按下相应的数字作为回答。回答正确仪器自动计分，答错或缺位仪器会自动显示。一组完成后，再自动显示 4 位数组、5 位数组、6 位数组……直至 16 位数组。

3．在实验过程中，被试者若连续出现 8 次错误，则仪器自动停止显示数组，表示实验已结束。记录正确反应的次数 X。

4．主试者和被试者交换位置，重复上述实验。

5．结果计算。

6．结果解释。

记忆广度 $F=2+0.25X$。其中 2 为基数，X 为被试者正确反应的次数。

方法二：

1．主试者于实验前先准备好 3～11 个数的数字串各一组，如

$$\left\{\begin{array}{l}8、5、2\\4、8、6\\4、3、8\end{array}\right. \quad \cdots \quad \left\{\begin{array}{l}7、4、9、1、3、5、6、7、8、6\\9、5、1、8、0、3、7、5、4、1\\3、6、5、8、2、9、4、1、6、2\end{array}\right.$$

2．主试者从 3 个数字的数字串开始念，要求 1 秒钟念 1 个数字，念完一串后让被试者立即复述，接着进行下一串，一组完成后，再继续下一组，实验至某一组都未能完成为止。

3．结果计算：每通过一组为 1 分（从 1 个数算起），一组中的 1 串为 1/3 分。例如，某一被试者通过 6 个数的全部（3 串全通过），7 个数通过 1 串，8 个数通过 2 串，9 个数未通过，而 10 个数又通过 1 串，那么，记忆广度＝6＋1/3（7 个数）＋2/3（8 个数）＝7，而因 9 个数都未通过，则不记 10 个数的成绩。

4．结果解释。

【实验评析】目前，公认的短时记忆的广度平均数为 7±2 组块。本实验测试的是个体的短时记忆广度，测得的结果只说明个体短时记忆的范围。因此，关于个体记忆能力的好坏不宜单用短时记忆广度来评价，而应用记忆的品质（敏捷性、持久性、准确性、准备性）进行综合评价。

实验 2　气质调查实验

气质与高级神经活动关系密切，高级神经活动的特点使人表现出不同的行为特征。因此，根据个体的行为表现，可以判断其气质类型。

【实验目的】使学生通过气质问卷调查，在掌握测验方法的同时，了解自己的气质类型，认识自我，完善自我，培养健全人格。

【实验用物】气质类型问卷调查表、气质类型计分表、笔、计算器。

【实验对象】全体学生。

【实验程序】

1. 给学生发放气质类型问卷调查表和气质类型计分表。
2. 向学生讲解测试的意义。
3. 教师用标准化指导语，阐明测试方法和注意事项。
4. 学生对问卷中各题进行评分。
5. 将各题得分计入气质类型计分表中进行统分。
6. 结果解释。

【实验评析】

1. 如果某一类气质得分明显高出其他三种，且高出 4 分以上，则可定为该类气质，如果该型气质得分超过 20 分，则为典型型，在 10～20 分，则为一般型。
2. 两种气质类型得分接近，其差异少于 3 分，而且又明显高于其他两种类型 4 分以上，则可定为这两种气质的混合型。
3. 三种气质得分均高于第四种，而且接近，则为三种气质的混合型。
4. 气质无好坏之分，每种气质类型都有其优势，又存在不足，在认识自身气质类型的基础上要扬其所长，克服不足，不断完善自己。

实验 3　90 项症状自评量表（SCL-90）调查实验

临床应用证明，SCL-90 的评估有比较高的真实性，而且内容广，反映症状丰富。该量表能准确反映患者的病情及严重程度，是目前心理咨询门诊中应用最多的一种自评量表，适用于一般来访者，也适用于神经症患者。

通过对总分和各因子的分析，可以判断被试者症状分布特点及自感不适的程度，为咨询和治疗提供参考。本调查采用 1～5 级评分制。

【实验目的】掌握运用 SCL-90 对非精神科的成年来访者进行心理状态评估的方法和步骤，借助实验，可评估自身的心理健康状态。

【实验用物】SCL-90、计算器、笔。

【实验对象】学生。

【实验程序】

1．主试者按照测验的指导语要求向被试者讲解测量的基本要求，主要包括测量目的、如实作答、消除顾虑、承诺保密等。

2．主试者指导被试者按照测验的要求具体作答，及时消解被试者作答过程中出现的疑虑，但要避免给被试者以诱导或暗示。

3．将各题得分计入“90项症状自评量表问卷调查统计表”中并进行统分。

4．结果解释。

【实验评析】SCL-90的分析统计指标主要为两项，即总分与因子分。

1．总分

（1）总分：是90个项目得分之和，反映病情严重程度，总分变化反映病情演变。

（2）总均分：总均分＝总分/90，表示从总体情况看被试者的自我感觉介于1～5级的哪一范围内。

（3）阳性项目数：指评为2～5分的项目数，表示患者在多少项目中呈现“有症状”。

（4）阴性项目数：指评为1分的项目数，表示患者“无症状”项目的多少。

（5）阳性症状平均分：阳性症状平均分＝（总分－阴性项目数）/阳性项目数，表示每个“有症状”项目的平均得分。从中可以看出被试者自我感觉不佳的项目其症状严重程度。

2．因子分　SCL-90包括10个因子，每一个因子反映出被试者某方面症状的痛苦情况，通过该分可了解症状分布特点。

（1）躯体化：共12项，包括1、4、12、27、40、42、48、49、52、53、56、58。主要反映身体不适感，如头痛、背痛、肌肉酸痛及焦虑等其他症状。

（2）强迫症状：共10项，包括3、9、10、28、38、45、46、51、55、65。指明知没有必要，却又无法克服的无意义的思想、冲动和行为及一些较一般的认知障碍的行为表现等。

（3）人际关系敏感：共9项，包括6、21、34、36、37、41、61、69、73。指在人际关系中的自卑感、明显的不自在和消极的期待等。

（4）忧郁：共13项，包括5、14、15、20、22、26、29、30、31、32、54、71、79。以苦闷的情感与心境为代表症状，还有生活兴趣的减退、动力缺乏、活力丧失等特征，还包括有关死亡的思想和自杀的观念等。

（5）焦虑：共10项，包括2、17、23、33、39、57、72、78、80、86。一般指烦躁、坐立不安、神经过敏、紧张以及由此产生的躯体表现。

（6）敌对：共6项，包括11、24、63、67、74、81。主要从思想、情感及行为三个方面来反映敌对的表现，包括厌烦的感觉、摔物、争论直到不可控制的脾气爆发等各方面。

（7）恐怖：共7项，包括13、25、47、50、70、75、82。恐惧的对象包括出门旅行、空旷场地、人群或公共场所和交通工具，也有反映社交恐怖的一些项目。

（8）偏执：共6项，包括8、18、43、68、76、83。本因子包含了偏执性思维、投射性思维、敌对、猜疑、妄想、被动体验和夸大等。

（9）精神病性：共10项，包括7、16、35、62、77、84、85、87、88、90。反映各式各样的急性症状和行为，包括幻听、思维播散、被控制感、思维被插入等反映精神分裂样症状的项目。

（10）其他：包括19、44、59、60、64、66、89共7个项目，未归入任何因子，作为第10个因子来处理，以使各因子之和等于总分，主要反映睡眠和饮食情况。

实验4 焦虑自评量表（SAS）调查实验

焦虑是个体主观预料将会有某种不良后果产生或模糊的威胁出现时的一种不安情绪，并伴有忧虑、烦恼、害怕、紧张等情绪体验。严重的焦虑能使人失去一切兴趣和希望，导致心理疾病。因此，在咨询中为了了解来访者的焦虑状况，常使用焦虑自评量表。该量表简便省时，易于掌握，能迅速反映出被试者个人主观感受到的焦虑程度。

评定采用 1～4 级计分，评定时间为过去 1 周内。统分方法：将各题的得分相加为粗分，粗分乘以 1.25，四舍五入取整数即得到标准分（*T* 分）。*T* 分临界值为 50 分，分值越高，焦虑倾向越明显。

【实验目的】学习和掌握 SAS 测量的原理和方法。

【实验用物】SAS、计算器、笔。

【实验对象】学生。

【实验程序】

1．主试者按照测验的指导语要求向被试者讲解测量的基本要求，主要包括测量目的、如实作答、消除顾虑、承诺保密等。

2．主试者指导被试者按照测验的要求具体作答，及时消解被试者作答过程中出现的疑虑，但要避免给被试者以诱导或暗示。

3．学生对各题评分进行统计。

4．结果解释。

【实验评析】SAS 采用 4 级评分，其标准：“1”没有或很少时间；“2”小部分时间；“3”相当多时间；“4”绝大部分时间或全部时间。在 20 个题目中，有 5 个题目（5、9、13、17、19）为反向评分（依次评为 4、3、2、1），其余 15 个题目均为正向评分（依次评为 1、2、3、4）。

全国常模结果 SAS 总粗分的分界值为 40 分，标准分为 50 分，高于 50 分则为焦虑。

SAS 参考标准：标准分在 50 分以下，为正常；50～59 分为轻度焦虑；60～69 分为中度焦虑；70 分以上为重度焦虑。

实验5 抑郁自评量表（SDS）调查实验

抑郁是一种感到无力应付外界压力而产生的消极情绪，并伴有厌恶、痛苦、羞愧、自卑等情绪体验，性格内向孤僻、多疑过虑、不爱交际，生活中遇到意外打击、长期努力得不到回报的人容易陷入抑郁状态。长期处于抑郁状态易导致抑郁症。因此，在咨询中常使用 SDS 判断来访者的抑郁程度。根据所测结果，可以使咨询或治疗人员作出是否需要药物或心理治疗的判断。

【实验目的】学习和掌握 SDS 测量的原理和方法。

【实验用物】SDS、计算器、笔。

【实验对象】学生。

【实验程序】

1．主试者按照测验的指导语要求向被试者讲解测量的基本要求，主要包括测量目的、如实作答、消除顾虑、承诺保密等。

2．主试者指导被试者按照测验的要求具体作答，及时消解被试者作答过程中出现的疑虑，但要避免给被试者以诱导或暗示。

3. 学生对各题评分进行统计。

4. 结果解释。

【实验评析】SDS 采用 4 级评分，其标准："1"没有或很少时间；"2"小部分时间；"3"相当多时间；"4"绝大部分时间或全部时间。在 20 个题目中，有 10 个题目（2、5、6、11、12、14、16、17、18、20）为反向评分（依次评为 4、3、2、1），其余 10 个题均为正向评分（依次评为 1、2、3、4）。

SDS 的全国常模结果分界值为 41 分，标准分为 53 分，分数越高，抑郁程度越高。

SDS 参考标准：标准分 53 分以下为正常；53～59 分为轻度抑郁；60～69 分为中度抑郁；70 分及以上为重度抑郁。

实验 6　A 型行为问卷调查实验

20 世纪 50 年代，美国著名心脏病专家弗里德曼（M. Friedman）和他的同事罗森曼（R. H. Roseman）在防止心血管疾病和临床实践中发现了"冠状动脉粥样硬化性心脏病易患行为模式"，即 A 型行为模式。他们发现许多冠心病患者都表现出共同而典型的行为特点，如雄心勃勃，争强好胜，痴迷于工作，但缺乏耐心，容易产生急躁、敌意情绪，常有时间压迫感和时间紧迫感等。A 型行为量表主要用于评估成年人的行为模式，从而了解被试者冠状动脉粥样硬化性心脏病的易患性。

【实验目的】掌握 A 型行为问卷调查的操作方法，评定个体的行为模式。

【实验用物】A 型行为问卷、计算器、笔。

【实验对象】全体学生。

【实验程序】

1. 主试者按照测验的指导语要求向被试者讲解测量的基本要求，主要包括测量目的、如实作答、消除顾虑、承诺保密等。

2. 主试者指导被试者按照测验的要求具体作答，及时消解被试者作答过程中出现的疑虑，但要避免给被试者以诱导或暗示。

3. 学生对各题评分进行统计。

4. 结果解释。

【实验评析】

1. "TH"：表示时间匆忙感觉等特征。共 25 题，即答 2，3，6，7，10，11，19，21，22，26，29，34，38，40，42，44，46，50，53，55，58 的"是"和 14，16，30，54 的"否"的每题计 1 分。

2. "CH"：表示争强好胜、怀有戒心或敌意等特征。共 25 题，即答 1，5，9，12，15，17，23，25，27，28，31，32，35，39，41，47，57，59，60 的"是"和 4，18，36，45，49，51 的"否"的每题计 1 分。

3. "L"：代表掩饰分（即测谎题）。共 10 题，若 L 分过高则应考虑问卷无效，即答 8，20，24，43，56 的"是"和 13，33，37，48，52 的"否"的每题计 1 分。

4. 首先计算 L 分，L≥7 表示真实性不大，剔除该问卷，不进一步调查；L≤7 则计算 TH 和 CH 分。

行为模式类型：TYPE＝TH＋CH

A 型　TYPE≥36，A 型行为特征。

A^-型　28≤TYPE≤35，中间偏 A 型行为特征。

M 型　TYPE＝27，极端中间型。

B^-型　19≤TYPE≤26，中间偏 B 型行为特征。

B 型　TYPE≤18，B 型行为特征。

实验 7　渐进性肌肉放松训练

根据肌肉对抗原理，通过让人有意识地去感觉主要肌肉群的紧张和放松，从而达到放松的目的。心理学家认为，心理紧张和躯体紧张是并存的，只要你学会了肌肉放松技术，就能控制心理紧张。肌肉放松的长远目标是使身体能够即时监督大量的控制信号，从而自动地缓解不需要的紧张。

【实验目的】掌握渐进性肌肉放松训练的方法和步骤，并熟练运用。

【实验用物】放松的音乐（纯音乐、轻音乐）、安静舒适的环境（单独房间最佳）、躺椅。

【实验对象】学生。

【实验程序】

放松训练遵循由下至上的原则，从脚趾肌肉放松开始到面部肌肉放松结束。具体步骤如下。

（1）脚趾肌肉放松：紧张你的双脚，用脚趾抓紧地面，用力抓紧，保持大约 15 秒后逐渐放松。做相反动作，将双脚趾缓慢向上用力弯曲，同时两踝与腿部不要移动。持续 15 秒后逐渐放松，体会肌肉微微发热的感觉。

（2）小腿肌肉放松：将脚尖用力上翘，脚跟向下向后紧压地面，绷紧小腿上的肌肉，保持 15 秒后逐渐放松。之后重复一次，体会肌肉微微发热的感觉。

（3）大腿肌肉放松：用脚跟向前向下压紧地面，绷紧大腿肌肉，保持 15 秒后逐渐放松。之后重复一次，体会肌肉微微发热的感觉。

（4）臀部肌肉放松：双腿伸直平放于地，用力向下压下腿和脚后跟，使臀部肌肉紧张，保持 15 秒后逐渐放松。将臀部用力夹紧，尽量提高到骨盆位置，15 秒后逐渐放松，体会肌肉微微发热的感觉。

（5）腹部肌肉放松：高抬双腿以紧张腹部肌肉，同时胸部压低，保持 15 秒后逐渐放松。之后重复一次，体会微微发热的感觉。

（6）胸部肌肉放松：双肩向前并拢，使胸部四周肌肉紧张，体验紧张的感觉，保持 15 秒后逐渐放松，体会胸部舒适、轻松的感觉。之后重复一次。

（7）背部肌肉放松：用力向后弯曲背部，努力使胸部和腹部突出，形成拱状，保持 15 秒后逐渐放松。之后做相反动作，往背后扩双肩，使双肩尽量合拢以紧张其上背肌肉群，保持 15 秒后逐渐放松。

（8）肩部肌肉放松：双臂外伸悬浮于躺椅两侧扶手上方，尽力使两肩向耳朵方向上提，保持 15 秒后逐渐放松，注意体验发热和沉重的放松感觉。之后重复一次。

（9）臂部肌肉放松：双手平放于躺椅扶手上，掌心向上，紧握拳头，使双手和双前臂肌肉紧张，保持 15 秒后逐渐放松。然后将双前臂弯曲，使双臂的肱二头肌紧张，保持 15 秒后逐渐放松。之后双臂向外伸直，用力收紧，以紧张上臂肱三头肌，保持 15 秒后逐渐放松，注意体验发热和沉重的放松感觉。

（10）颈部肌肉放松：将头用力下弯，以使下巴抵住胸部，保持15秒后逐渐放松。之后重复一次，体会微微发热的感觉。

（11）头部肌肉放松：①紧皱额头，像生气时的动作似的，保持15秒后逐渐放松。②闭上双眼，做眼球转动动作，先使两只眼球向左边转，尽量向左，保持15秒后逐渐放松。然后使两只眼球尽量向右边转动，保持15秒后逐渐放松。随后，使眼球按顺时针方向转动1周，然后放松。接着，再使眼球按逆时针方向转动1周，然后放松。③皱起鼻子和脸颊部肌肉，保持15秒后逐渐放松。④紧闭双唇，使唇部肌肉紧张。保持15秒后逐渐放松。⑤收紧下颌部肌肉，保持15秒后逐渐放松。⑥用舌尖顶住上腭，使舌前部紧张，保持15秒后逐渐放松。⑦做咽食动作以紧张舌背部和喉部，但是要注意不要完全完成这个咽食动作，持续放松。

头部肌肉放松后，整个放松训练便宣告结束。

【实验评析】本放松方法属于渐进性肌肉放松，练习者首先选择一个安静舒适的环境，解除眼镜、手链等可能影响放松的束缚物，以舒适的姿势进入练习，练习者可以轻闭双眼。在练习中，练习者应心情安定，保持注意力集中并充分体会身体的感受，在做法上要注意循序渐进，放松训练的速度要缓慢。对身体某部分肌肉进行放松时，一定要留有充分时间，以便让被试者细心体会当时的放松感觉。整个过程需持续约20分钟。

实验8　心理护理角色扮演实验

角色扮演是一种以培养学生正确的社会行为和价值观念为取向的教学模式。它的实施过程可以真实情境为主线，让学生身临其境地体验特定环境中的特定社会角色，培养其处理问题、解决问题的能力。

【实验目的】了解心理护理的基本程序和方法，掌握不同患者的心理护理技巧。

【实验用物】在护理技术实训室或模拟病房进行，准备若干典型病例。

病例1：患者，男，42岁，因“肝细胞癌”入院。入院后患者情绪极度低落，反复询问医生和护士“我到底是不是真的患了癌症？”，还认为自己得病了，家人一定会嫌弃自己的，为此日夜思虑，无法正常地生活作息。

病例2：患者，男，16岁，因诊断“甲型病毒性肝炎”被送入传染病区。初步接触后，护士发现该患者不愿与医护人员沟通，经常因一点小事大发脾气，还常常指责护士工作不认真。曾多次要求让家人来陪护。

病例3：患者，女，65岁，15年前被诊断为“冠心病”，最近因病情加重入院。护士发现该患者很喜欢跟别人说自己以前的成就。有需要时总是希望马上得到满足，否则就会非常急躁，有一次因为家人送餐稍微晚了一点而大吵大闹。

病例4：患者，女，26岁，因“卵巢囊肿”需进行手术治疗。做术前准备时护士发现患者神情紧张，不愿说话，遂对其进行安慰和鼓励。在准备送患者去手术室时，患者突然抓住护士的手，泪流满面。

【实验对象】学生。

【实验程序】

1．将班级学生分为4组，每组随机抽取一个案例。

2．针对本组抽到的案例进行组内讨论，根据案例设计一个情景，并选出学生分别扮演护士

（1人）、患者（1人）及家属（1人），其余学生作为观察员。

3．各组讨论完毕后，带教老师讲解操作要求，根据实际情况和学生的需要提供物品和相关道具。

4．根据自己本组抽到的病例由组内选出的学生分别进行角色扮演。

5．每个案例表演完毕后，先由该组成员发表对这个案例的理解，在本案例的心理护理工作中要注意的情况。然后其他组的学生就自己在刚才看表演中所观察到的重点，结合自己作为旁观者的感受进行讨论和评价。

6．表演全部结束后，由表演者谈论自己在扮演角色时的感受和体会。

7．最后由实训带教老师对各组的表演进行汇总、小结。

【实验评析】

1．能够在角色扮演中理解并体会患者的真实感受。

2．能够在角色扮演中理解并体会患者亲属的真实感受。

3．能够在角色扮演中理解并体会心理护理的重要性，并能独立对患者进行基本的心理护理。

参 考 文 献

陈礼翠，陈劲松，2012．医护心理学基础．第3版．北京：科学出版社

陈礼翠，江群，2017．护理心理学．北京：科学出版社

高燕，2003．护理礼仪与人际沟通．北京：高等教育出版社

胡佩诚，2002．医护心理学．北京：北京大学医学出版社

黄希庭，郑涌，2015．心理学导论．第3版．北京：人民教育出版社

姜乾金，2006．医学心理学．第4版．北京：人民卫生出版社

姜瑞涛，徐国辉，2015．社区护理．第3版．北京：人民卫生出版社

林崇德，2002．发展心理学．杭州：浙江教育出版社

刘晓红，2005．护理心理学．上海：上海科学技术出版社

马邦敏，2016．护理心理学．上海：上海交通大学出版社

沈丽华，2015．心理与精神护理．第3版．北京：人民卫生出版社

沈渔邨，2009．精神病学．第5版．北京：人民卫生出版社

孙萍，邓斌菊，2016．护理心理学基础．北京：人民卫生出版社

王玲，2012．心理卫生．广州：暨南大学出版社

王英姿，杨朝晔，2011．人际沟通与礼仪．北京：中国科学技术出版社

杨艳杰，曹枫林，2017．护理心理学．第4版．北京：人民卫生出版社

姚树桥，2008．医学心理学与精神病学．第2版．北京：人民卫生出版社

袁耿清，1991．医用心理学．南京：东南大学出版社

张志钢，刘冬梅，2015．人际沟通．第3版．北京：人民卫生出版社

周意丹，2004．精神科护理学．第2版．北京：人民卫生出版社

附录　常用量表及问卷

一、气质问卷调查表

下面60道题大致可确定你的气质类型。若与你的情况“很符合”记2分，“较符合”记1分，“一般”记0分，“较不符合”记−1分，“很不符合”记−2分。请记好题号与相应的分数，以便于计算结果。

1．做事力求稳妥，不做无把握的事。

2．遇到可气的事就怒不可遏，想把心里的话全说出来才痛快。

3．宁肯一个人干事，不愿很多人在一起。

4．到一个新环境里很快能适应。

5．厌恶那些强烈的刺激，如尖叫、噪声、危险的情景等。

6．和人争吵时，总是先发制人，喜欢挑衅。

7．喜欢安静的环境。

8．善于和人交往。

9．羡慕那些善于克制自己情感的人。

10．生活有规律，极少违反作息制度。

11．在多数情况下情绪是乐观的。

12．碰到陌生人觉得很拘束。

13．遇到令人气愤的事，能很好地自我克制。

14．做事总是有旺盛的精力。

15．遇到问题常常举棋不定，优柔寡断。

16．在人群中从不觉得过分拘束。

17．情绪高昂时，觉得干什么事都有趣，情绪低落时，又觉得什么都没意思。

18．当注意力集中于一事物时，别的事很难使我分心。

19．理解问题总比别人快。

20．碰到危险情景，常有一种极度恐惧感。

21．对学习、工作、事业怀有很高的热情。

22．能够长时间做枯燥、单调的工作。

23．符合兴趣的事情，干起来劲头十足，否则就不想干。

24．一点小事就能引起情绪波动。

25．讨厌做那种需要耐心、细致的工作。

26．与人交往不亢不卑。

27．喜欢参加剧烈的活动。

28．爱看感情细腻、描写人物内心活动的文学作品。

29．工作学习时间长了，常感到厌倦。

30．不喜欢长时间谈论一个问题，愿意实际动手干。

31．宁愿侃侃而谈，不愿窃窃私语。

32．别人说我总是闷闷不乐。
33．理解问题常比别人慢些。
34．疲倦时只要短暂的休息就能精神抖擞，重新投入工作。
35．心里有话宁愿自己想，不愿说出来。
36．认准一个目标就希望尽快实现，不达目的，誓不罢休。
37．学习、工作同样长时间后，常比别人更疲倦。
38．做事有些莽撞，常常不考虑后果。
39．老师讲授新知识时，总希望他讲得慢些，多重复几遍。
40．能够很快忘记那些不愉快的事情。
41．做作业或做一件事情，总比别人花的时间多。
42．喜欢运动量大的剧烈的体育活动，或参加各种文艺活动。
43．不能很快把注意力从一件事转移到另一件事上去。
44．接受一个任务后就希望尽快把它解决。
45．认为墨守成规比冒风险强些。
46．能够同时注意几件事物。
47．当我烦闷的时候，别人很难使我高兴。
48．爱看情节起伏跌宕、激动人心的小说。
49．对工作抱认真严谨、始终一贯的态度。
50．和周围人们的关系总是相处不好。
51．喜欢复习学过的知识，重复做已经掌握的工作。
52．希望做变化大、花样多的工作。
53．小时候会背的诗歌，我似乎比别人记得清楚。
54．别人说我“出语伤人”，可我并不觉得这样。
55．在体育活动中常因反应慢而落后。
56．反应敏捷、头脑机智。
57．喜欢有条理而不甚麻烦的工作。
58．兴奋的事常使我失眠。
59．老师讲的新概念，常常听不懂，但是弄懂后就难以忘记。
60．假若工作枯燥无味，马上就会情绪低落。

表 1　气质类型评分统计表

因子		各题得分															总分
胆汁质	题号	2	6	9	14	17	21	27	31	36	38	42	48	50	54	58	
	得分																
多血质	题号	4	8	11	16	19	23	25	29	34	40	44	46	52	56	60	
	得分																
黏液质	题号	1	7	10	13	18	22	26	30	33	39	43	45	49	55	57	
	得分																
抑郁质	题号	3	5	12	15	20	24	28	32	35	37	41	47	51	53	59	
	得分																

二、90 项症状自评量表（SCL-90）

指导语：以下表格中列出了有些人可能有的病痛或问题，请仔细阅读每一条，然后根据最近一星期以内（或过去一周）下列问题影响你自己或使你感到苦恼的程度，在方格内选择最合适的一格划一个“√”。请不要漏掉问题。

表 2　90 项症状自评量表

项目	没有 1	很轻 2	中度 3	偏重 4	严重 5
1．头痛	□	□	□	□	□
2．神经过敏，心中不踏实	□	□	□	□	□
3．头脑中有不必要的想法或字句盘旋	□	□	□	□	□
4．头晕或晕倒	□	□	□	□	□
5．对异性的兴趣减退	□	□	□	□	□
6．对旁人责备求全	□	□	□	□	□
7．感到别人能控制您的思想	□	□	□	□	□
8．责怪别人制造麻烦	□	□	□	□	□
9．忘性大	□	□	□	□	□
10．担心自己的衣饰整齐及仪态的端正	□	□	□	□	□
11．容易烦恼和激动	□	□	□	□	□
12．胸痛	□	□	□	□	□
13．害怕空旷的场所或街道	□	□	□	□	□
14．感到自己的精力下降，活动减慢	□	□	□	□	□
15．想结束自己的生命	□	□	□	□	□
16．听到旁人听不到的声音	□	□	□	□	□
17．发抖	□	□	□	□	□
18．感到大多数人都不可信任	□	□	□	□	□
19．胃口不好	□	□	□	□	□
20．容易哭泣	□	□	□	□	□
21．同异性相处时感到害羞不自在	□	□	□	□	□
22．感到受骗，中了圈套或有人想抓住您	□	□	□	□	□
23．无缘无故地突然感到害怕	□	□	□	□	□
24．自己不能控制地大发脾气	□	□	□	□	□
25．怕单独出门	□	□	□	□	□
26．经常责怪自己	□	□	□	□	□
27．腰痛	□	□	□	□	□
28．感到难以完成任务	□	□	□	□	□
29．感到孤独	□	□	□	□	□
30．感到苦闷	□	□	□	□	□
31．过分担忧	□	□	□	□	□
32．对事物不感兴趣	□	□	□	□	□
33．感到害怕	□	□	□	□	□

续表

项目	没有 1	很轻 2	中度 3	偏重 4	严重 5
34．您的感情容易受到伤害	□	□	□	□	□
35．旁人能知道您的私下想法	□	□	□	□	□
36．感到别人不理解您、不同情您	□	□	□	□	□
37．感到人们对您不友好，不喜欢您	□	□	□	□	□
38．做事必须做得很慢以保证做得正确	□	□	□	□	□
39．心跳得很厉害	□	□	□	□	□
40．恶心或胃部不舒服	□	□	□	□	□
41．感到比不上他人	□	□	□	□	□
42．肌肉酸痛	□	□	□	□	□
43．感到有人在监视您、谈论您	□	□	□	□	□
44．难以入睡	□	□	□	□	□
45．做事必须反复检查	□	□	□	□	□
46．难以做出决定	□	□	□	□	□
47．怕乘电车、公共汽车、地铁或火车	□	□	□	□	□
48．呼吸有困难	□	□	□	□	□
49．一阵阵发冷或发热	□	□	□	□	□
50．因为感到害怕而避开某些东西、场合或活动	□	□	□	□	□
51．脑子变空了	□	□	□	□	□
52．身体发麻或刺痛	□	□	□	□	□
53．喉咙有哽塞感	□	□	□	□	□
54．感到前途没有希望	□	□	□	□	□
55．不能集中注意力	□	□	□	□	□
56．感到身体的某一部分软弱无力	□	□	□	□	□
57．感到紧张或容易紧张	□	□	□	□	□
58．感到手或脚发重	□	□	□	□	□
59．想到死亡的事	□	□	□	□	□
60．吃得太多	□	□	□	□	□
61．当别人看着您或谈论您时感到不自在	□	□	□	□	□
62．有一些不属于您自己的想法	□	□	□	□	□
63．有想打人或伤害他人的冲动	□	□	□	□	□
64．醒得太早	□	□	□	□	□
65．必须反复洗手、点数	□	□	□	□	□
66．睡得不稳不深	□	□	□	□	□
67．有想摔坏或破坏东西的想法	□	□	□	□	□
68．有一些别人没有的想法	□	□	□	□	□
69．感到对别人神经过敏	□	□	□	□	□
70．在商店或电影院等人多的地方感到不自在	□	□	□	□	□
71．感到任何事情都很困难	□	□	□	□	□

续表

项目	没有 1	很轻 2	中度 3	偏重 4	严重 5
72. 一阵阵恐惧或惊恐	□	□	□	□	□
73. 感到公共场合吃东西很不舒服	□	□	□	□	□
74. 经常与人争论	□	□	□	□	□
75. 单独一人时神经很紧张	□	□	□	□	□
76. 别人对您的成绩没有做出恰当的评价	□	□	□	□	□
77. 即使和别人在一起也感到孤单	□	□	□	□	□
78. 感到坐立不安、心神不定	□	□	□	□	□
79. 感到自己没有什么价值	□	□	□	□	□
80. 感到熟悉的东西变得陌生或不像是真的	□	□	□	□	□
81. 大叫或摔东西	□	□	□	□	□
82. 害怕会在公共场合晕倒	□	□	□	□	□
83. 感到别人想占您的便宜	□	□	□	□	□
84. 为一些有关性的想法而很苦恼	□	□	□	□	□
85. 您认为应该因为自己的过错而受到惩罚	□	□	□	□	□
86. 感到要很快把事情做完	□	□	□	□	□
87. 感到自己的身体有严重问题	□	□	□	□	□
88. 从未感到和其他人很亲近	□	□	□	□	□
89. 感到自己有罪	□	□	□	□	□
90. 感到自己的脑子有毛病	□	□	□	□	□

表 3　90 项症状自评量表问卷调查统计表

因子		各题得分													总分	均分
躯体化	题号	1	4	12	27	40	42	48	49	52	53	56	58			
（12 项）	得分															
强迫症状	题号	3	9	10	28	38	45	46	51	55	65					
（10 项）	得分															
人际敏感	题号	6	21	34	36	37	41	61	69	73						
（9 项）	得分															
抑郁	题号	5	14	15	20	22	26	29	30	31	32	54	71	79		
（13 项）	得分															
焦虑	题号	2	17	23	33	39	57	72	78	80	86					
（10项）	得分															
敌对	题号	11	24	63	67	74	81									
（6 项）	得分															
恐怖	题号	13	25	47	50	70	75	82								
（7 项）	得分															
偏执	题号	8	18	43	68	76	83									
（6 项）	得分															

续表

因子		各题得分										总分	均分
精神病性（10项）	题号	7	16	35	62	77	84	85	87	88	90		
	得分												
睡眠饮食（7项）	题号	19	44	59	60	64	66	89					
	得分												

总分：
总均分：
阳性项目数：
阴性项目数：
阳性症状均分：

三、焦虑自评量表（SAS）

指导语：下面有 20 条文字，请仔细阅读每一条内容，然后根据您最近一周的实际感觉，选择符合自己的状态，在适当的方格内划一个“√”。每一条文字后面有 4 个方格：A，没有或很少时间；B，少部分时间；C，相当多的时间；D，绝大部分或全部时间。

表 4　焦虑自评量表

项目	A	B	C	D
1. 我觉得比平时容易紧张或着急	□	□	□	□
2. 我无缘无故地感到害怕	□	□	□	□
3. 我容易心里烦乱或觉得惊恐	□	□	□	□
4. 我觉得我可能将要发疯	□	□	□	□
*5. 我觉得一切都很好，也不会发生什么不幸	□	□	□	□
6. 我手脚发抖打颤	□	□	□	□
7. 我因为头痛、颈痛和背痛而苦恼	□	□	□	□
8. 我感觉容易衰弱和疲乏	□	□	□	□
*9. 我觉得心平气和，并且容易安静坐着	□	□	□	□
10. 我觉得心跳得很快	□	□	□	□
11. 我因为一阵阵头晕而苦恼	□	□	□	□
12. 我要晕倒发作，或觉得要晕倒似的	□	□	□	□
*13. 我吸气呼气都感到很容易	□	□	□	□
14. 我的手脚麻木和刺痛	□	□	□	□
15. 我因为胃痛和消化不良而苦恼	□	□	□	□
16. 我常常要小便	□	□	□	□
*17. 我的手脚常常是干燥温暖的	□	□	□	□
18. 我脸红发热	□	□	□	□
*19. 我容易入睡并且一夜睡得很好	□	□	□	□
20. 我做噩梦	□	□	□	□

*为反向计分题。

四、抑郁自评量表（SDS）

指导语：请仔细阅读每一条，把意思弄明白。然后根据您最近一周的实际情况在适当的方格里面划一个“√”。每一条文字后面有四个方格：A，没有或很少时间；B，少部分时间；C，相当多的时间；D，绝大部分或全部时间。

表 5　抑郁自评量表

最近一周以来，你是否感到：	A	B	C	D
1. 我觉得闷闷不乐，情绪低沉	□	□	□	□
*2. 我觉得一天中早晨最好	□	□	□	□
3. 我一阵阵哭出来或觉得想哭	□	□	□	□
4. 我晚上睡眠不好	□	□	□	□
*5. 我吃得跟平常一样多	□	□	□	□
*6. 我与异性密切接触时和以往一样感到愉快	□	□	□	□
7. 我发觉我的体重在下降	□	□	□	□
8. 我有便秘的苦恼	□	□	□	□
9. 我心跳比平常快	□	□	□	□
10. 我无缘无故地感到疲乏	□	□	□	□
*11. 我的头脑跟平常一样清楚	□	□	□	□
*12. 我觉得经常做的事情并没有困难	□	□	□	□
13. 我觉得不安而平静不下来	□	□	□	□
*14. 我对将来抱有希望	□	□	□	□
15. 我比平常容易生气激动	□	□	□	□
*16. 我觉得做出决定是容易的	□	□	□	□
*17. 我觉得自己是个有用的人，有人需要我	□	□	□	□
*18. 我的生活过得很有意思	□	□	□	□
19. 我认为如果我死了，别人会生活得好些	□	□	□	□
*20. 平常感兴趣的事我仍然照样感兴趣	□	□	□	□

*为反向计分题。

五、A 型行为问卷

指导语：本问卷用于了解您的个性在行为上的特点，问卷共 60 题，希望您如实填写，独立完成。请您对每个问题用“是”或“否”两个标准进行评定，凡是符合您的情况就在“是”字下方的方格内打“√”，不符合的就在“否”字下方的方格内打“√”。每个问题都必须回答，答案无所谓对与不对、好与不好。请尽快回答，不要在每道题目上太多思索，只要按您平时“是怎样的”回答便可。

表 6　A 型行为问卷

项目	是	否
1. 我常常力图说服别人同意我的观点	□	□
2. 即使没有什么要紧事，我走路也很快	□	□

续表

项目	是	否
3. 我经常感到应该做的事情很多，有压力	□	□
4. 即使是已经决定了的事，别人也很容易使我改变主意	□	□
5. 我常常因为一些事大发脾气或与人争吵	□	□
6. 遇到买东西排长队时，我宁愿不买	□	□
7. 有些工作我根本安排不过来	□	□
8. 我上班或约会时，从来不迟到	□	□
9. 当我正在做事，谁要是打扰我，不管有意无意，我都非常恼火	□	□
10. 我总看不惯那些慢条斯理、不紧不慢的人	□	□
11. 有时我简直忙得透不过气来，因为要做的事情太多了	□	□
12. 即使跟别人合作，我也总想单独完成一些更重要的部分	□	□
13. 有时我真想骂人	□	□
14. 我做事喜欢慢慢来，而且总是思前想后	□	□
15. 排队买东西，要是有人加塞，我就忍不住指责他或出来干涉	□	□
16. 我觉得自己是一个无忧无虑、逍遥自在的人	□	□
17. 有时连我自己都觉得，我操心的事远远超过我应该操心的范围	□	□
18. 无论做什么事，即使比别人差，我也无所谓	□	□
19. 我总不能像有些人那样，做事不紧不慢	□	□
20. 我从来没想过要按照自己的想法办事	□	□
21. 每天的事情都使我的神经高度紧张	□	□
22. 在公园里赏花、观鱼等，我总是先看完，等着同来的人	□	□
23. 对别人的缺点和毛病，我常常不能宽容	□	□
24. 在我所认识的人里，个个我都喜欢	□	□
25. 听到别人发表不正确的见解，我总想立即纠正他	□	□
26. 无论做什么事，我都比别人快一些	□	□
27. 当别人对我无礼时，我会立即以牙还牙	□	□
28. 我觉得我有能力把一切事情办好	□	□
29. 聊天时，我也总是急于说出自己的想法，甚至打断别人的话	□	□
30. 人们认为我是一个相当安静、沉着的人	□	□
31. 我觉得世界上值得我信任的人实在不多	□	□
32. 对未来我有许多想法，并总想一下子都能实现	□	□
33. 有时我也会说人家的闲话	□	□
34. 尽管时间很宽裕，我吃饭也快	□	□
35. 听人讲话或报告时，我常常替讲话人着急，我想还不如我来讲	□	□
36. 即使有人冤枉了我，我也能够忍受	□	□
37. 我有时会把今天该做的事拖到明天去做	□	□
38. 人们认为我是一个干脆、利落、高效的人	□	□
39. 有人对我或我的工作吹毛求疵时，很容易挫伤我的积极性	□	□
40. 我常常感到时间晚了，可一看表还早呢	□	□

续表

项目	是	否
41．我觉得我是一个非常敏感的人	□	□
42．我做事总是匆匆忙忙的，力图用最少的时间办尽量多的事情	□	□
43．如果犯错误，我每次都愿意全部承认	□	□
44．坐公共汽车时，我总觉得司机开车太慢	□	□
45．无论做什么事，即使看着别人做不好我也不想拿来替他做	□	□
46．我常常为工作没做完，一天又过去了而感到忧虑	□	□
47．很多事情如果由我来负责，情况要比现在好的多	□	□
48．有时我会想到一些坏得说不出口的事	□	□
49．即使受工作能力和水平很差的人所领导，我也无所谓	□	□
50．必须等待什么的时候，我总是心急如焚，像热锅上的蚂蚁	□	□
51．当事情不顺利时，我就想放弃，因为我觉得自己能力不够	□	□
52．假如我可以不买票白看电影，而不会被发觉，我可能会这样做	□	□
53．别人托我办的事，只要答应了，我从不拖延	□	□
54．人们认为我做事很有耐性，干什么都不会着急	□	□
55．约会或乘车、船，我从不迟到，如果对方耽误了，我就恼火	□	□
56．我每天看电影，不然心里就不舒服	□	□
57．许多事本来可以大家分担，可我喜欢一个人去干	□	□
58．我觉得别人对我的话理解太慢，甚至理解不了我的意思似的	□	□
59．人们说我是个厉害的爆性子的人	□	□
60．我常常比较容易看到别人的缺点而不大容易看到别人的优点	□	□

教学基本要求

一、课程性质和任务

“护理心理学”是中等卫生职业教育护理、助产专业的一门重要的专业选修课程。本课程的主要内容包括绪论、心理过程、个性、心理防御与心理应激、护患关系与心理沟通、心理评估、心理护理与技术、临床患者的心理护理、心理障碍及护理、护士的心理素质及其培养等。护理心理学是护理学和心理学相结合的一门交叉学科，是研究护理人员及护理对象心理活动的规律及特点，解决护理实践中心理问题，以实施最佳护理的一门应用学科。

本课程的任务是使学生了解心理及社会因素对人身心健康的影响，掌握心理评估、心理护理中的常用方法，促使学生掌握必备的心理学知识和技术，促进学生在学习过程中形成良好的心理素质和健全的人格，使学生能够运用心理学的理论方法解决临床护理中患者出现的心理问题，以维护和促进患者的身心健康。同时为学生“零距离”对接就业岗位和参加护士执业资格考试奠定基础。本课程的先修课程包括解剖学基础、生理学基础、护理学基础、人际沟通等，同步和后续课程包括内科护理、外科护理、妇产科护理、护士人文修养等。

二、课程教学目标

通过本课程的学习使学生能够掌握护理工作所必需的心理学基础知识，学会全面、系统地分析疾病和健康问题，为提高临床思维能力打下更坚实的基础；培养学生的自我认识、自我发展的能力，提高学生的心理素质及整体素质；调动学生学习的主动性和积极性，培养学生的创新、获取信息及终身学习的能力。

（一）知识目标

1. 掌握心理学、护理心理学的基本理论、方法和心理现象及其规律，理解人的个性及行为特征。
2. 掌握心理卫生基本知识，明确心理、社会因素对健康的影响。
3. 掌握患者的心理特征及心理需要，学会患者心理护理的方法和危机干预的技术。
4. 熟悉心理与精神护理的程序和护理技术，实施整体护理，体现科学的护理理念。
5. 掌握精神疾病的常见症状，学会识别异常精神活动的典型表现。
6. 了解精神疾病常用的治疗方法，掌握精神疾病的护理技术。
7. 初步具有运用心理与精神卫生知识进行健康宣传教育的能力。

（二）能力目标

1. 正确运用心理应对机制，提高社会适应能力和承受挫折的能力。
2. 能够主动调节情绪，养成良好的人格，提高承受挫折的能力和社会适应能力。
3. 能够根据护理心理学有关理论分析问题，提高临床思维能力和对患者进行心理健康指导。
4. 学会运用心身医学的理论和方法，对心身疾病进行防治。
5. 能运用心理学知识对服务对象进行心理健康教育。

（三）德育目标

1. 通过护理心理学的学习，使学生树立心身相关的观点，能从生物-心理-社会医学模式的高度去认识和把握医学发展要求，形成对人的整体认识。

2．培养学生形成自身良好的心理品质和健全的人格。

3．具有严谨的工作态度和良好的护士职业素质，给予服务对象以人文关怀。

4．具有良好的人际沟通能力与团队合作意识。

5．通过学习与实践，培养认真、严谨的学习态度和实事求是的作风，加强职业道德修养。

三、课程内容及要求

教学内容	教学要求		
	了解	理解	掌握
第 1 章　绪论			
第 1 节　心理学概述			√
第 2 节　护理心理学概述			√
第 3 节　医学模式转变与护理心理学		√	
第 4 节　学习护理心理学的意义	√		
第 2 章　心理过程			
第 1 节　认知过程			√
第 2 节　情绪情感过程			√
第 3 节　意志过程			√
第 3 章　个性			
第 1 节　概述			√
第 2 节　个性心理特征			√
第 3 节　个性倾向性		√	
第 4 节　自我意识		√	
第 4 章　心理卫生			
第 1 节　心理卫生概述		√	
第 2 节　不同年龄段心理发展的特征及其心理卫生			√
第 3 节　社区心理卫生		√	
第 5 章　心理防御与心理应激			
第 1 节　挫折与心理防御机制			√
第 2 节　心理应激		√	
第 3 节　心身疾病			√
第 6 章　护患关系与心理沟通			
第 1 节　护患关系		√	
第 2 节　心理沟通			√
第 7 章　心理评估			
第 1 节　心理评估概述	√		
第 2 节　心理测验			√
第 8 章　心理护理与技术			
第 1 节　心理护理概述		√	
第 2 节　心理护理技术			√
第 9 章　临床患者的心理护理			
第 1 节　临床常见问题的心理护理			
第 2 节　临床各类患者的心理护理			
第 3 节　临床各年龄段患者的心理护理			
第 10 章　心理障碍及护理			
第 1 节　异常心理概述		√	
第 2 节　心理障碍概述			√
第 3 节　神经症及癔症患者的护理			√
第 4 节　睡眠障碍患者的护理			√
第 5 节　阿尔茨海默病患者的护理			√
第 6 节　精神分裂症患者的护理			√
第 11 章　护士的心理素质及其培养			
第 1 节　护士应具备的心理素质		√	
第 2 节　护士心理素质的培养			√
第 3 节　护士人员心理调适			√

四、教学时间分配

序号	单元	学时数		
		理论	实践	合计
1	绪论	2	0	2
2	心理过程	2	1	3
3	个性	2	1	3
4	心理卫生	2	0	2

续表

序号	单元	学时数		
		理论	实践	合计
5	心理防御与心理应激	3	0	3
6	护患关系与心理沟通	2	0	2
7	心理评估	2	2	4
8	心理护理与技术	4	0	4
9	临床患者的心理护理	3	0	3
10	心理障碍及护理	8	0	8
11	护士的心理素质及其培养	2	0	2
	合计	32	4	36

五、说　明

1．本教学基本要求主要供中等卫生职业教育护理、助产及其他医学相关专业教学使用。总学时 36 学时，其中理论教学 32 学时，实践教学 4 学时。

2．本课程注重理论与实践相结合，精讲理论，注重实训。

3．本课程对理论部分的教学要求分为“了解”“理解”“掌握”三个层次。了解是指要求学生知道“是什么”，理解是指要求学生懂得“为什么”，掌握是指要求学生能够应用心理学的基本知识解决服务对象的心理问题。

4．教学应采用现代教育技术手段，采用讲授法、案例教学法、情景教学法、项目教学法、作业法及实践法等灵活多用的教学方法，遵循学生的认知发展规律，注意理论联系实际。

六、学科成绩评定办法

学科成绩采用平时考查与期末考试相结合的方式进行评定，对学生的学习态度、知识及技能进行综合评定，平时成绩占 50%，期末考试成绩占 50%。平时成绩包含听课考勤、课堂提问、作业、实验报告及社会实践等内容。

自测题选择题参考答案

第 1 章

1. E 2. B 3. D 4. D 5. B 6. A
7. E 8. E 9. E 10. C

第 2 章

1. E 2. C 3. D 4. D 5. D 6. C
7. C 8. D 9. C 10. E

第 3 章

1. E 2. C 3. D 4. D 5. D 6. C
7. C 8. D 9. C 10. E

第 4 章

1. D 2. A 3. C 4. B 5. C 6. D

第 5 章

1. D 2. A 3. B 4. A 5. D 6. E
7. C 8. C 9. D 10. C

第 6 章

1. D 2. C 3. C 4. D 5. D 6. D
7. C 8. C 9. B

第 7 章

1. C 2. A 3. B 4. B 5. B 6. B

第 8 章

1. B 2. B 3. A 4. E 5. C

第 9 章

1. A 2. A 3. A 4. C 5. C

第 10 章

1. C 2. D 3. A 4. D 5. E 6. A
7. A 8. C 9. E 10. C 11. B 12. A
13. D 14. A 15. B 16. B 17. E 18. A
19. E 20. A 21. B 22. D 23. C 24. E
25. D 26. D 27. D 28. B 29. E 30. E

第 11 章

1. C 2. B 3. C 4. A